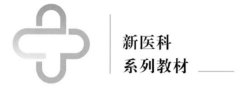

新医科
系列教材

新医科视域下的
医学生信息素养

主编 朱建彬

厦门大学出版社 国家一级出版社
XIAMEN UNIVERSITY PRESS 全国百佳图书出版单位

图书在版编目（CIP）数据

新医科视域下的医学生信息素养 / 朱建彬主编. --
厦门：厦门大学出版社，2023.10
ISBN 978-7-5615-9149-9

Ⅰ．①新… Ⅱ．①朱… Ⅲ．①医学信息-信息素养-
教材 Ⅳ．①R-058

中国版本图书馆CIP数据核字(2023)第192925号

出 版 人	郑文礼
责任编辑	郑　丹
封面设计	李嘉彬
技术编辑	许克华

出版发行　厦门大学出版社

社　　　址　厦门市软件园二期望海路39号
邮政编码　361008
总　　　机　0592-2181111　0592-2181406(传真)
营销中心　0592-2184458　0592-2181365
网　　　址　http://www.xmupress.com
邮　　　箱　xmup@xmupress.com
印　　　刷　厦门市竞成印刷有限公司

开本　787 mm×1 092 mm　1/16
印张　9.75
插页　2
字数　230 千字
版次　2023 年 10 月第 1 版
印次　2023 年 10 月第 1 次印刷
定价　32.00 元

厦门大学出版社
微信二维码

厦门大学出版社
微博二维码

序

    1934年,泉州地区医护人员极为匮乏,对护理人才的培养培训也较为稀缺。惠世医院(现福建医科大学附属第二医院)附设惠世护士学校应运而生,它便是泉州医学高等专科学校的前身,也是泉州历史上第一所中等医学专科学校。岁月如歌,初心如磐。近90载的办学历程,学校不忘"精诚惠世"初心,牢记全心全意为人民健康服务的宗旨,以人才培养为根本,以服务社会为己任,踔厉奋发,笃行不怠,为社会培养、输送了6万多名高素质技术技能型医药卫生人才。他们扎根八闽大地,为福建医疗卫生事业和人民健康做出了巨大的贡献。

    脚踏实地,方能行稳致远。学校自2004年升格为大专院校以来,在国家高职教育发展的快车道中抢抓机遇,砥砺奋进,实现了一次又一次的超越:2008年,参加国家教育部高职高专院校人才水平评估,成绩名列全省前茅,获优秀等级;2009年,被确定为福建省示范性高等职业院校;2010年,被确定为国家示范性(骨干)高职院校立项建设单位;2014年,顺利通过国家验收,步入全国高等职业教育先进行列;2015年,通过高等职业院校第二轮人才培养工作评估;2020年,成为福建省示范性现代高等职业院校;2021年,获批福建省高水平职业院校和专业建设计划项目A类立项建设单位;2022年,开启应用型本科医学院校新征程。

    习近平总书记指出:"人民健康是民族昌盛和国家强盛的重要标志。""培养造就大批德才兼备的高素质人才,是国家和民族长远发展大计。"在大数据、云计算、人工智能等新科学技术大规模应用的背景下,医学也正向高度信息化和智能化方向发展。医学教育需要更新价值理念,以办人民满意的医学教育为目标培养新医科人才。2020年9月，国务院办公厅印发《关于加快医学教育创新发展的指导意见》，提出"把医学教育摆在关系教育和卫生健康事业优先发展的重要地位，立足基本国情，以服务需求为导向，以新医科建设为抓手，着力创新体制机制，分类培养研究型、复合型和应用型人才，全面提高人才培养质量，为推进健康中国建设、保障人民健康提供强有力的人才保障"。这一重大部署，吹响了我国新时代新医科建设的号角。

为党育人，为国育才。心怀"国之大者"，必须响应时代要求和群众需求，培养国家需要的、人民喜欢的、有温度的好医生。为了更好更快地服务"健康新福建""幸福泉州"建设，学校正举全校之力升格创建泉州健康医学院，致力于培育高素质应用型医学人才，打造人才培养新高地，全方位、全周期保障人民健康。

教材是课程建设的基石，课程建设是学科培育的关键，学科培育是人才培养的基础。编写本套新医科系列教材是学校响应时代发展需要、加强学科专业建设、培养高素质应用型医学人才的重要举措。《产时超声》站在学科发展前沿，顺应近10年来超声影像新学科的蓬勃发展，是编者根据多年的临床实践并结合国内外最新文献编写而成；融合"大健康"理念，《体育与大健康教育》对大学生健康从思想、心理、生理、传染病预防、体育锻炼、膳食营养、生活习惯、危机处理等几个方面做了全方位的阐述；立足大数据、云计算、物联网、人工智能在医疗领域的广泛应用，《新医科视域下的医学生信息素养》重构信息素养教材知识体系，以更好地满足新时代医学生专业素养的提升；《智能医学》主要介绍智能医学的基本理念、基础知识以及在医学领域的应用，既注重基础知识的讲解，又关注智能医学前沿技术发展的新趋势；《重症康复评定》全面阐述了重症康复过程中评估的重要性和技术要点，体系完整，逻辑清晰，通俗易懂，适合作为普通高等院校多个专业的新医科特色教材；《叙事医学能力培养》以叙事医学的文本细读、反思性写作和医患沟通为编写重点，理实融通，医文结合，为医学人文的落地找到着陆点；《口腔转化医学》覆盖了口腔各个学科及其他医学基础学科，研究口腔主要疾病的发病机制，并将最新研究成果转化为临床医疗新技术和新方法；《慢重症居家管理》全面阐述了常见的居家慢重症病种、特点、管理要点以及自我管理。总体来看，本套新医科系列教材囊括了目前医疗行业的各个热门领域，既具有医学研究的学理性、科学性和前瞻性，又突出了新医科人才培养的基础性、人文性和适用性，真正做到落实"大健康"、聚焦"胜任力"、服务"全周期"。

　　潜心问道,精益求精。在学校党委的大力支持和高度重视下,学校成立了新医科系列教材编审委员会,加强领导,统一部署,各学院、各部门通力合作,众多专家教师和相关单位的工作人员全身心地投入这项工作,尤其是每部教材的编写人员,他们在日常繁忙的教学和工作之余,投入了大量的时间和精力,刻苦钻研,潜心问道,在孜孜不倦中不断自我突破,力求打造精品,不负育人使命。我们期待本套教材的发行能为学校的人才培养、内涵建设以及高质量发展夯实基础;能成为学校申办本科院校、提升办学层次的强大助推器;能助推学校成为医学教育领域的典范,为国家新医科的发展贡献自己的力量。

泉州医学高等专科学校新医科系列教材编审委员会

主任委员:李伯群　吕国荣

副主任委员:王翠玲

2023 年 9 月 6 日

前言

　　《新医科视域下的医学生信息素养》是一本面向医学院校师生的信息素养教育专门教材,其融入新医科知识,结合医学生信息需求特点,着重培养医学生的信息能力。

　　新医科是指新兴智能医学,即传统医学与机器人、人工智能、大数据等融合,是国家为应对新科技革命和产业变革提出的"四新"之一。随着人工智能、大数据、机器人等新技术与医疗健康相关领域结合日趋紧密,智能医学驱动传统医学创新发展,将信息科学技术教育融入医学生人才培养中,以顺应新医科改革对医学创新型人才的需要势在必行。

　　信息素养已被越来越广泛地认为是人们在社会生存、学习、发展过程中所必需的重要能力与基本素质,很多普通高校都通过开设文献检索类课程来培养学生的相应能力。党的二十大报告提出:"加快建设制造强国、质量强国、航天强国、交通强国、网络强国、数字中国","加快发展数字经济,促进数字经济和实体经济深度融合,打造具有国际竞争力的数字产业集群","推进教育数字化,建设全民终身学习的学习型社会、学习型大国"。党的二十大报告为中国今后的发展绘制了蓝图,数字中国、数字经济和教育数字化为大学生信息素养提升和信息素养教育高质量发展提供了指引。社会对医学信息素养的要求越来越高。当代医学生、广大医疗工作者只有掌握新医科研究的最新动态,不断学习,才能更好地提高医疗技术并应用于临床实践。而医学信息检索、收集、评价和有效应用是医学生在专业学习中重要的一环,也是医务工作者终身学习的必备技能之一,培养和提升医学生信息素养能力是高等医学院校培养目标之一。

　　在以前的教学实践中,我们发现以下两个不足之处:

一是教学内容不太适合医学院校学生的需求,普通高校文献检索课程的教学内容主要体现了科研训练的特点,所涉及的资源与问题的深度和广度对医学院校学生来说都过于艰深,又很少有机会在实际学习和工作中用到,因此学生缺少学习的动机和热情。

二是目前通行的教材内容框架主要集中于检索技能训练与资源介绍,而对于信息素养其他重要的组成部分如信息伦理、医学信息素养则着墨不多。要改变这样的状况,迫切需要一本有别于现行教材,符合医学院校学生现实需求,以全面培养医学生信息素养为教学目的的教材。出于这样的考虑,我们着手编写了本书,实为探索新医科视域下的医学生信息素养教育特色之路而做出的积极尝试和努力。

本书主要分为八个部分,即信息素养基础、新医科的知识背景、信息道德、信息的来源、信息的选择、信息的评价、医学科研课题的选题与研究设计信息成果展示。力图从框架结构上体现新医科视域下的医学生信息素养组成的全景式内容。

全书结构设计、统稿与各章撰写的具体分工情况如下:朱建彬负责本书框架与结构设计,把握总体思路和统稿润色工作。第1、2和8章由朱建彬撰写,第3和6章由吴小翠撰写,第4和5章由谢晓惠撰写,第7章由刘小燕撰写。本书能顺利与读者见面,令我们十分欣慰。在本书的编写过程中,泉州医学高等专科学校吕国荣校长和图书馆王淑玲馆长给予了大力支持,泉州师范学院图书馆吴绮云馆长、福建师范大学社会历史学院洪秋兰副教授和福建船政交通职业学院图书馆陈林馆长提出了宝贵意见,在此谨致谢忱。限于编者水平,本书难免存在不足甚至错漏之处,敬请读者和同人不吝指正。

编者

2023 年 5 月

目录

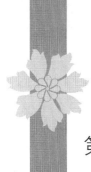

第1章 信息素养基础

1.1 信息概述

1.1.1 信息的概念

信息是表示物质存在的一种方式、形态,也是事物的一种普遍属性,一般指数据、消息中所包含的意义,可以使消息中所描述事件的不确定性减少。

信息普遍存在于自然界、人类社会和人类思维活动中,如刮风、下雨、火山爆发、地震、海啸等自然信息,以及经济、军事、文化、科技等社会信息。

1.1.2 信息的特征

一般来讲,信息具有以下六个方面的基本特征。

1. 客观真实性

信息是事物存在方式和运动变化的客观反映,客观、真实是信息最重要的本质特征。

2. 传递性

传递性是信息的明显特征。信息只有借助于一定的载体(媒介),经过传递才能为人们所感知和接收。没有传递就没有信息,更谈不上信息的效用。

3. 时效性

信息的功能、作用、效益都是随着时间的延续而改变的,这种性能即信息的时效性。时效性是时间与效能的统一性,它既表明了信息的时间价值,又表明了信息的经济价值。一条信息如果超过了其价值的使用期就会贬值,甚至毫无用处并导致信息冗余和污染。

4. 目的性

信息是为人类服务的,它是人类社会的重要资源,人类利用它可以认识和改造客观世界。

5. 可处理性

信息的可处理性包括多方面的内容,如信息的可拓展性、可引申性、可浓缩性等。这一特征使信息得以增值或便于传递、利用。

6. 可共享性

信息与一般物质资源不同,它不属于特定的占有对象,可以为众多的人所共同享用。实物转赠之后,就不再属于原主,而信息通过双方交流后,可使两者都有得无失。这一特性通常以信息的多方位传递来实现。

1.1.3 与信息相关的几个概念

1. 知识

知识是人类在利用自然、改造自然的社会实践经验的基础上,发挥主观能动性,对所掌握的信息加以系统化与完备化的成果,是信息的一部分。

2. 智慧

智慧是指明白为达到某一目的而应选择相应的知识,属于知识创造的范畴。

数据、信息及知识是处于一个平面上的三元关系,反映了人们认知的深化过程,即信息是基于数据进行上下文解释和分析而得到的有规律的数据;知识则是在信息基础上进行行为解释而得到的有价值的信息;而智慧超越了这个平面,它是人们在数据、知识基础之上的独创性活动,可以说是一种更高层次的知识创造活动。

3. 文献

文献也是与信息密切相关的一个概念,我国 1983 年颁布的国家标准《文献著录总则》将文献定义为"记录有知识的一切载体"。人类在漫长的社会生活、生产劳动和科学实践中积累了大量的知识,要借助于一定的载体进行记录与传播。这些以文字、图形、符号、音频、视频、电子等手段记录和传播知识的载体就是文献。

4. 情报

情报是为了解决一个特定的问题所需要的激活了的、活化了的特殊知识或信息。情报来源于知识,必须在特定的时间内经过及时传递为用户所接受和利用,因此,情报具有知识性、传递性和效用性等三个基本属性。

知识来源于信息,是理性化、优化和系统化的信息;情报是解决特定问题的知识和智慧,是激活的那部分知识;文献是信息、知识、情报的载体,当文献记录的知识传递给用户并为用户所利用时,就转化为情报。情报对于既不认识又不理解它们的人来说,只不过是一种信息。

20 世纪 90 年代初,情报学界提出了"信息""情报"同义的观点,主张以"信息"一词取代"情报"一词,其理由为:①"信息""情报"的英文均为"information",将"情报"一词改为"信息"有利于交流;②在收集、加工处理、传递、检索过程中,信息和情报所遵循的原理、方法及采取的技术完全相同。

基于文献(或出版物)是信息的重要载体,而且本书所述的信息特指文献中所包含的信息,即文献信息,因此本书将"信息检索""文献检索""文献信息检索"视为同一概念。

1.1.4　信息的作用

1. 信息是社会构成的基础和人类交流的工具

自然界的发展史,也是一部信息交流史。从生命体的发展来看,生物的界、门、纲、目、科、属、种的遗传和变异发生机制,都与信息接收处理关联。例如,雌鸟发情的求偶鸣叫和母兽发情散发的气味,都是在传递繁衍生命的信息,但只有在雄鸟和公兽接收到此信息后,以交配的方式处理这些信息,完成信息交流,生命才得以延续和发展。

人类社会发展的每一阶段也与信息交流紧密相连。最初的人类是因为交流的需要,才逐渐形成了社会。如果说社会是一张网,网结是人,那么连接网的线就是信息。信息交流的载体经历了自然载体、纸质载体、电子载体的变化,其内核就是人类加强信息交流的需要。

2. 信息是思维的基本材料

思维有三项基本要素:思维主体,即人脑及存在于其中的意识;思维工具,即逻辑;思维材料,即自然与人类社会所提供的大量客观事物的形象。人脑不是直接反映客观对象,而是通过接收与处理客观对象的信息来反映的。

信息是思维的原材料,没有它,人的思维能力只具有一种潜在的功能,并不会产生任何东西;而且信息决定着思维的方向和结果。没有信息,人类的思维活动就不可能开展。

3. 信息是决策的依据

决策是指个人或组织为达成既定的目标,从若干个可供选择的行动方案中挑选出最优方案并付诸实施的过程。

信息是决策的依据,没有信息,人们就无法做出科学的决策。科学决策是一个动态过程,一般包括发现问题、确定目标、制定方案、评估选优、实施决策、追踪反馈等环节。为保证每一环节的科学性,必须配备有效的技术方法,如调查研究、预测技术、环境分析、智囊技术、决策技术、可行性分析、效用理论等,所有这一切无时无刻不渗透着信息的支持。因此,从本质上说,决策过程就是一个信息处理过程。

4. 信息是知识和智慧的来源

一个人对信息越敏感,吸收越多,储存的信息量越大,信息加工处理的能力越强,其知识就越丰富,就越有智慧。例如,曹雪芹就是通过大量的生活体验获得众多的信息,创作出令世人惊叹的文学名著《红楼梦》;航天科学技术工作者在充分地占有信息的基础上,通过无数次实验,才实现"神舟八号"与"天宫一号"的成功对接。

5. 信息是社会发展的重要资源

随着信息技术飞跃式发展,人们不断尝到信息资源开发利用的好处,书写了一个个信息创造财富的神话,信息也因此变成社会生产力的重要因素。从生产过程看,生产活动既要有劳动者、劳动工具、劳动对象这些基本的条件,还要有一定量的信息。只有通过信息的不断流动把它们有机地组合起来,信息才能成为先进的生产力。

1.2 信息素养概述

1.2.1 信息素养的概念

信息素养(information literacy,简称 IL,也译为"信息素质")是一个含义非常广泛且不断变化发展的综合性概念,不同时期的人们对信息素养赋予了了不同的含义。

"信息素养"这一概念是 1974 年美国信息产业协会主席保罗·泽考斯基(Paul Zurkowski)提出的。他在给政府的报告中提出:具有信息素养的人,是指那些在如何将信息资源应用到工作中这一方面得到良好训练的人。有信息素养的人已经习得了使用各种信息工具和主要信息来源的技术和能力,以形成信息解决方案来解决问题。

1989 年,美国图书馆协会(ALA)也提出了"信息素养"一词:具有信息素养的人能够判断何时需要信息,并懂得如何去获取、评价和有效地利用所需要的信息。

进入 20 世纪 90 年代后,随着网络技术的发展和以知识经济为主导的信息时代的到来,人们对信息素养的内涵又有了新的解读。《布拉格宣言》将"信息素养"定义为一种能力,即通过确定、查找、评估、组织和有效地生产、使用和交流信息,来解决一个问题的能力。

2000 年,美国大学与研究图书馆协会(ACRL)专门针对高等教育制定了《美国高等教育信息素养能力标准》,包括以下五类具体标准。

标准一:具有信息素养的学生能确定所需信息的性质和范围。

标准二:具有信息素养的学生能有效地获取所需信息。

标准三:具有信息素养的学生能鉴别信息及其主要来源,并能选择信息融入自己的知识基础和价值系统。

标准四:具有信息素养的学生能有效地利用信息去完成一项特定的任务。

标准五:具有信息素养的学生能了解、利用信息所涉及的经济、法律和社会问题,并合理、合法地获取和利用信息。

随着人们对信息素养认识的不断深入,信息素养的内涵也在不断充实和丰富。尽管各种观点的表述有所不同,但对于信息素养的基本内涵已逐渐达成共识,即信息素养是一种能认识到何时需要信息,有效地搜索、评估和筛选信息,以及综合利用信息的能力。

1.2.2 信息素养的内涵

信息素养是在信息化社会中个体成员所具有的各种信息品质,主要包括信息意识、信息知识、信息能力和信息道德四个要素。

1. 信息意识

信息意识即人的信息敏感程度,是人们从信息角度对自然界和社会的各种现象、行为、理论观点等的理解、感受和评价。通俗地讲,面对不懂的东西,能积极主动地去寻求答案,并知道到哪里、用什么方法去寻求答案的意识就是信息意识。信息时代处处蕴藏着各种信息,能否很好地利用现有的信息资料,是人们信息意识强弱的重要体现。使用信息技术解决工作和生活问题的意识,是信息技术教育中最重要的一点。

在日常生活中,处处都可能隐藏着有效信息,只要我们具有较强的信息意识,留心观察媒体信息和生活,就会有所收获。

2. 信息知识

信息知识既是信息科学技术的理论基础,又是学习信息技术的基本要求。信息技术不仅体现着大学生所具有的信息知识的丰富程度,还制约着他们对信息知识的进一步掌握。

3. 信息能力

信息能力包括信息系统的基本操作能力,信息的采集、传输、加工处理和应用的能力,以及对信息系统与信息进行评价的能力等。信息能力是信息时代重要的生存能力。身处信息时代,如果只是具有强烈的信息意识和丰富的信息知识,而不具备较高的信息能力,还是无法有效地利用各种信息工具去搜集、获取、传递、加工、处理有价值的信息,无法提高学习效率和质量。

4. 信息道德

信息道德是指在信息的采集、加工、存储、传播和利用等信息活动的各个环节中,用来规范其间产生的各种社会关系的道德意识、道德规范和道德行为的总和。信息道德通过社会舆论、传统习俗等,使人们形成一定的信念、价值观和习惯,从而使人们自觉地通过自己的判断规范自己的信息行为。

信息素养的四个要素共同构成一个不可分割的统一整体。信息意识是先导,信息知识是基础,信息能力是核心,信息道德是保证。

1. 2. 3　大学生信息素养教育

自 1974 年"信息素养"一词被提出以来,信息素养就因其巨大的作用与意义为世界上一些国家所重视,信息素养教育也在全球得到广泛推进。1990 年后,越来越多的国家和国际性组织开始研究并开展信息素养教育。自 2000 年以来,更多的国家加入这一行列。这些国家和国际性组织通过众多的方式强化信息素养的重要性,并在高等教育中加入信息素养教育,培养适应信息社会需要的高素质创新型人才。

1. 信息素养教育在全球的推进

(1)美国信息素养教育

1974 年,美国信息产业协会主席保罗·泽考斯基提出"信息素养"一词时就指出:要在 10 年内,在美国实施普及信息素养教育的目标。1983 年,美国科学家霍顿(Horton)认为教育部门应开设信息素养课程。1990年,美国成立了由75个教育部门组成的名为国家信息素养论坛(national forum on information literacy,简称NFIL)的组织,其宗旨为:分析信息素养教育的作用,支持和开展国内外信息素养教育计划,鼓励和促进教育部、高等教育委员会等部门制定信息素养教育指南,开展教师教育培训项目,确保教师教育与信息素养教育相协调。2000年,国家信息素养论坛对1999年至2000年的活动情况进行了总结,提出了后续工作的发展方向:进一步提高对信息素养教育重要性的认识,促进公共政策或其他方面支持信息素养活动的开展,减少信息贫富不均的现象。

总体来说,20世纪90年代以后,美国大学信息素养教育在教学内容和方法上都有了深入研究,而且在全美大学得到实施,逐渐成为美国大学素质教育的有机组成部分。同时,美国大学图书馆在信息素养教育中的重要作用与地位也越发凸显出来。其中,基于Web的在线信息素养教育已经逐渐成为美国大学图书馆信息素养教育的主要形式。在线信息素养教育具有开放性、形象性、交互性。其中,TILT(texas information literacy tutorial,得克萨斯州信息素养教程)是在得克萨斯州学习通数字图书馆的资助下,由得克萨斯大学奥斯汀分校开发的信息素养教育在线指南,其设计形式、内容的创新性和互动性已经得到了普遍认可。到目前为止,TILT可以说是使用广泛、评价良好的美国在线信息素养教育指南之一。

从美国信息素养的发展来看,美国在信息素养教育方面更注重人文和社会因素,以信息获取和信息组织为基础,以社会道德、法律意识和创造性能力的培养为核心。

(2)英国信息素养教育

信息素养教育在英国具有悠久的历史。1979年,在剑桥召开了用户教育首次国际会议"图书馆用户教育"。1981年,在牛津召开了第二次国际会议,研讨了各级各类图书馆的用户教育,将图书馆用户教育的发展推向了新的高度。就信息素养教育体系内部来说,英国的信息素养教育在初等教育和中等教育中开展得较好。1999年,为了更好地在高等教育中开展信息素养教育,英国国家和大学图书馆协会(society of college, national and university libraries, SCONUL)成立了一个特别工作组,专门研究了高等教育中的信息素养教育问题,最后形成了名为"高等教育信息技能意见书"的研究报告,并提出了信息素养教育应培养的七种基本能力及信息素养教育的基本模式。2002年,联合信息系统委员会又在曼彻斯特城市大学图书馆和利兹大学图书馆的协助下开展了名为"THE BIG BLUE"的研究项目,为英国的高等教育和16岁以上社会成员的信息素养教育提出了14条建议,并建立了自己的信息素养教育模式。

(3)日本信息素养教育

日本的信息素养教育工作具有稳定性和连续性的特点。1985年,日本"回应信息化社会的初等、中等教育和各方调研协作会议"就提出了信息素养教育的必要性。日本文部省自1986年着手于促进计算机在中小学的应用,地方教育当局担负训练教师的任务。1989年,日本教育部规定在小学和中学都要开展信息素养教育,并且利用计算机和多媒体改进教学,加强信息道德教育。

自1993年以来,日本中学的课程开始出现信息素养教育的内容,但分别出现在不同的科目中。在日本的高中阶段,职业学校才有信息科技科目,普通高中只有在数学课上才会教授一些相关知识,而由于高中生要准备竞争激烈的高考,无暇顾及作为非考试科目的信息科技科目,因此信息素养教育的连续性在高中阶段便出现了断层。

1996 年 7 月,日本中央教育审议会首次咨询报告《面向 21 世纪我国教育的发展方向》将培养学生"信息综合能力"的必要性放在首位,论述了信息化教育,并提议把国会教育会馆作为全国信息教育中心。随着网络远程教学越来越普遍,日本政府实施了一项在基础教育领域有重大影响的"百所中小学联网"的试验研究项目,该试验项目力争让学生在全日本乃至全世界范围进行广泛的信息交流,增强他们获取信息、分析信息和处理信息的能力,从而培养出有高度创造性的、能适应 21 世纪激烈国际竞争的新型人才。

(4)我国信息素养教育

我国信息素养教育主要以高校为主,教育过程又以文献检索课为核心。最初的文献检索课可追溯到 20 世纪 70 年代末至 80 年代初的医学文献检索课。1981 年 10 月颁发的《中华人民共和国高等学校图书馆工作条例》,第一次以文件的形式将文献检索课规定为高校图书馆的工作任务之一。1984 年 2 月,印发了《关于在高等学校开设〈文献检索与利用〉课的意见》的通知。1985 年 9 月颁发的《关于改进和发展文献课教学的几点意见》,提出了文献检索课程"要逐步实现分层次连续教育"的教学指导思想。1992 年 5 月印发的《文献检索课教学基本要求》,对文献检索课的课程性质、教学目的和要求、课程组织计划、教学检查评估有了更细致而全面的规定,成为各文献检索课教学单位制定教材和评估教学效果的参考标准。1998 年颁布的《普通高等学校本科专业目录和专业介绍》,包括 249 种专业,其中有 218 种专业在其"业务培养要求"中明确规定"掌握文献检索、资料查询的基本方法"或"掌握资料查询、文献检索及运用现代信息技术获取相关信息的基本方法",对文献检索课提出了更高的要求。1999 年 6 月,中共中央、国务院《关于深化教育改革全面推进素质教育的决定》指出,为了适应现代社会"终身教育"的必然要求,现代高等教育的一个重要目标就是要培养大学生的信息素养。

香港和台湾地区非常重视信息素养教育。香港中文大学的信息素养认证考试由四项内容组成:面向图书馆的教育,数据库搜索方法和技巧,与专业(如经济、教育、工程、物理等)有关的特定主题的电子资源、网络免费电子信息资源的获取,有关香港或其他有重大影响的事件。而台湾的新竹师范学院实施的信息素养教育课程内容分为三个阶段:第一阶段为"基本信息素养能力的培养",要求学生至少修满 6 个学分;第二阶段为"信息科技融入学习领域",至少修满 2 个学分;第三阶段为"项目设计与创作",至少修满 2 个学分。再加上在任何阶段自己选修 6 个学分,须修满 16 个学分,才能取得信息素养课程的认证。

2. 大学生信息素养教育的意义

(1)大学生信息素养教育是时代发展的需要

21 世纪,信息社会化已成为必然,信息已是当今社会必不可少的重要资源。美国的未来学家阿尔文·托夫勒在《权力的转移》一书中指出:"谁掌握了知识和信息,谁就掌握了支配他人的权力。"可见在信息社会中,人们利用现代信息技术获取自己所需信息的能力,已成为人们在信息社会中不被淘汰的必备素养。大学生是国家建设的栋梁,接受信息素养教育,具备良好的信息素养,才能更好地适应和加快社会信息化的发展。

（2）大学生信息素养教育是终身学习的需要

在信息时代,知识更新加快,知识和信息的时效性越来越高,"半衰期"日趋缩短。正因为如此,我国高等教育在进行改革时,就强调了以信息素养教育为主要内容的素养教育。变"授人以鱼"为"授人以渔",使大学生在思想上变"学会知识"为"会学知识"。通过信息素养教育而获得良好信息素养的大学生,才能够主动地去获取各种知识和信息,才能够不受时空的限制顺利实现终身教育,才能在激烈的竞争环境中立于不败之地。

（3）大学生信息素养教育是创新能力培养的需要

高速发展的信息时代要求人们成为具备敏锐的信息意识、良好的信息能力和合理的知识结构的信息人。在信息化环境下,信息的获取、选择,以及信息技术的掌握和应用,直接影响着知识的生产、科技的创新、成果的转化。信息素养已成为衡量一个国家和地区信息化程度的重要指标。当前我国公民信息素养较低,这将使我国在 21 世纪的国际竞争中处于不利的地位。我国公民信息素养亟待提高,而当代大学生作为未来社会的生力军,更应具备较高的信息素养。由此,加强大学生的信息素养教育已势在必行。

3. 大学生信息素养的培养途径

（1）学习专门的信息素养教育课程

第一,对高校新生进行常用信息技术培训。高校新生来自祖国的各个地方,其计算机水平参差不齐,为保证学生入学后较快地适应信息化教育的环境,高校可以根据本校情况安排新生的信息技术相关培训。

第二,开设适应时代发展的信息技术教育必修课程,作为学生提升信息能力的基础,起到基石的作用。信息素养是指利用信息技术进行信息检索和信息交流的能力,而信息技术教育课程的开设,不仅要求学生掌握计算机基础知识,而且要求学生能利用计算机进行学习。

第三,将信息教育渗透到学科课程教育中。只有将信息教育渗透到学科教学过程中,才能形成一种稳固的信息教育的基础,让学生在学科学习中接受信息教育,为今后的工作、学习和生活打下扎实的基础。在课程的总体结构上,要注重基于资源的学习、独立的研究和问题的求解。

第四,加强学科建设,调整课程结构。为了逐步提高学生的计算机及网络应用的能力,使其熟练地掌握使用信息的基本工具,必须在教学中采取有效措施:通过学科建设,将信息素养的内容整合到课程的教学体系之中;通过教学安排,将信息素养的内容渗透到实验、实习、社会调查等实践教学环节之中。

第五,在教学方法方面,重视文献检索课的教学改革。在教学内容上,进行信息导向与基础知识教育、检索技能教育及信息利用教育,主要包括对文献信息的分析与研究、判断与归纳、加工与综合等。

（2）善于利用图书馆

作为信息和技术的集散地,同时也拥有大量的信息技术人员的高校图书馆,是大学生培养信息素养的学习基地和实践场所。

首先,高校图书馆是学校的信息资源中心。各高校根据本校的专业设置和办学特色,长期以来,有计划、有目的、有针对性地购买了相应的文献资源,使得高校图书馆拥有丰富、完整、系统的文献资源保障体系。随着信息社会的到来,高校图书馆不仅收藏了丰富的印刷型文献资源,而且大量引进和发展了电子信息文献,包括中外文数据库、多媒体教学辅助系统及光盘资源。高校图书馆已逐步发展成学术信息资源的集散中心,这为高校图书馆进行信息素养教育奠定了良好的物质基础。

其次,高校图书馆具有信息技术优势。信息技术的飞速发展,为高校图书馆实现自动化、网络化、数字化管理带来了契机。很多高校在 20 世纪 90 年代就实现了自动化管理,能够利用网上信息查询系统为读者服务,文献的采购、编目、流通、典藏、阅览等常规业务工作也实现了自动化。同时,图书馆既是校园网的重要组成部分,又是教育科研网的骨干节点,更是教育信息化的桥梁。各高校常年投入大量的资金用于数据库资源和先进的计算机资源建设,绝大多数高校图书馆都建立了电子阅览室、多媒体视听教室,为读者提供获取信息资源的多种渠道和现代化的技术手段。现在,很多高校图书馆利用网站、自媒体、小程序等网络工具开展参考咨询、用户教育等信息服务,特别是高等教育文献保障体系的建立,开辟了文献资源共建、共知、共享的整体化发展道路,所有这些都为大学生信息素养教育提供了必要的技术支持。这充分体现了高校图书馆进行信息素养教育的信息技术优势。

同时,高校图书馆具有信息人才优势。信息素养教育是图书馆用户教育在新的信息环境下的拓展和深化。对于有着多年文献检索课程教学经验和长期以信息活动为主业的图书馆员来说,进行信息素养教育具有很大的优势。图书馆员是由多层次、多学科人员构成的一个复合型结构的专业人才队伍,尤以信息管理人才为主。他们中间有的从事图书馆工作多年,具有丰富的信息管理经验和较强的信息检索技能;有的从事过“信息检索与利用”课程的教学,有较高的理论水平;有的具有丰富的计算机专业知识和信息检索的实践经验。这些人员具有很强的信息认知、获取和利用的能力,这样一支既有实际工作经验又熟知信息资源检索的工作人员队伍,是对大学生进行信息素养教育的人力资源保障。

高校图书馆是学校的文献信息中心,又有信息素养教育的专门人才,这些都使高校图书馆在大学生信息素养教育中占有明显的优势,理所应当地担负起大学生信息素养教育的重任。

4. 信息素养教育与创新能力的培养

(1)信息素养教育已成为培养创新型人才的关键

高等教育的主要任务是培养面向社会的创新型人才,而创新与一个人的信息素养是分不开的。人们只有具有信息素养,才能掌握有效的方法和途径去获得相关学科的知识,才能随着科学的发展而不断更新知识结构,为创新奠定基础。在大学阶段培养学生的信息素养,不仅有助于提高他们自主学习和创新的能力,还能为他们走向社会接受培训、学习、胜任工作打下坚实的基础;而且大学生信息素养还将直接影响到国家的整体生活和经济等方面的状况,是信息社会考察一个国家人力素质和生产力的重要指标。因此,信息素养和创新是相辅相成的,信息素养教育是把大学生培养成为高素质的创新型人才的关键。

(2)信息素养教育对创新思维的影响

具有信息素养的人,能够将获取的有效信息融入自己的知识结构中,从而利用信息去思考、辨别、判断,以形成自己的观点,完成一个具体的任务。这个思考、判断的过程正是一个批判性思维过程。在这个过程中,人们通过对信息的吸收、分析形成一种新的观点、新的思想。这正是人们进行创新思维活动时所需要的过程。人的思维活动是指对感性材料进行分析和综合,通过概念、判断、推理的形式,形成合乎逻辑的理论体系的过程。人们获得的信息本身就是一种感性的材料,形成的理论体系也应该是一种升华的、超越式的、具有新的效益的体系。信息素养能改变人的思维方式,拓展思路,激发创新欲望,增加创新兴趣。信息素养能使人的思维更具联想性。人们在进行分析和综合时常会以联想的方式来运用过去的分析标准和综合方式,在分析综合过程中逐步形成新的分析标准和综合方式,这也是创新过程的一个重要方面。

(3)信息素养教育是培养创新能力的基础

行为的起因源于动机,它可以是有意识的,也可以是无意识的。具有信息素养的人,则经常不断地从获得的大量信息中接受外界刺激,从而激发出创新的欲望,产生创新的行为。个人的创新能力就是指要具有求新的意识和相应的能力,能够善于发现和认识有意义的新知识、新思想、新事物、新方法,掌握其中蕴含的基本规律,而这些则源于个人所掌握的信息的数量与质量。当然,这些信息是具有信息素养的人经过思考,进行逻辑思辨和判断,提炼、组织起来的,是信息素养的体现,表现在信息意识力、信息思考力、信息技能等方面。信息意识力表现为对新信息的敏锐性和时刻追求知识信息的热情,这与创新的敏感性、创新热情、创新兴趣密切相关。信息思考力是指利用知识信息进行逻辑思辨和判断的能力,实际上也是创新知识信息的能力。信息技能是指获取和处理信息的能力。信息素养教育是培养创新能力的基础。

1.3 信息素养的评价指标体系

判断一个人是否具备合格的信息素养,需要科学的评价标准。将构成信息素养的各种能力要素分解为具体而可以量化的指标,就形成了信息素养评价指标体系的基础。

信息素养评价体系是信息素养测评和信息素养教育的依据。只有科学地制定信息素养标准,并在此基础上构建出一套科学合理的信息素养评价指标体系,才能更好地普及信息素养教育和自我测评,从而提升国家人才素质的总体水平。

1.3.1　信息素养的评价标准

信息素养的评价大多针对信息素养教育水平,下面简要介绍国内外的信息素养评价标准。

1. 国外信息素养评价标准

美国大学与研究图书馆协会(ACRL)于 2000 年 1 月发布了《美国高等教育信息素养能力标准》。该标准自发布以来,在许多国家和地区得到了应用,有多种译本,是目前为止对图书馆和高等教育界最有影响力的文件之一。该标准以 1989 年美国图书馆协会(ALA)对信息素养的界定为基础,分为标准、执行指标和效果 3 个层次,共有五大标准,22 项执行指标和 87 个子项目,基本概括了现实条件下能够表明一个人信息素养的各个方面。该标准影响之大,还在于它附有具体的操作说明,利于理解和贯彻,因此成为美国各种层次、各种类型的高校开展信息素养教育和评价的工具,成为大学教师或图书馆员评估学生信息素养的一个指南,对信息素养评估具有里程碑意义。

英国国家和大学图书馆协会(SCONUL)在 1999 年提出了信息素养的七个标准,这个标准以图书馆基本能力和信息技术能力为基础,构建了信息能力标准模型。英国的信息素养标准明确体现了前文所述的信息素养是分层的,该标准由 7 个一级指标、18 个二级指标组成。

2000 年 10 月的堪培拉会议上,澳大利亚图书馆协会(CAUL)制定了《澳大利亚与新西兰信息素养框架》。该标准框架是在《美国高等教育信息素养能力标准》的基础上修改而成的,于 2004 年修订了第二版,提出了 6 条信息素养标准。

新加坡教育部于 1997 年出版《信息素养指南》,内容包括说明、评估与评价、学生执行标准等。

韩国在 20 世纪 90 年代确立了"国家信息化促进基本计划",到 2000 年末,韩国已完成了对所有中小学计算机的普及、互联网的连接等物质设施建设,以及教师培训等第一阶段的"教育信息化综合计划"。其最终目标是,实现开放式教育并建立适应终身学习的教育体制,培养适应知识信息社会的创造性人才。

2. 国内信息素养评价标准

1999 年,中共中央、国务院《关于深化教育改革全面推进素质教育的决定》中规定在高中阶段的学校和有条件的初中、小学普及计算机操作和信息技术教育,并提出了培养学生信息素养的六个标准。第一,对信息的关注;第二,能够研究和判别可供选择的信息及观点的优劣、可行性;第三,能够选择各种信息源,熟悉使用各种信息工具以获取信息;第四,能针对某一课题找到相应的信息,进行综述及纵观其现状和发展趋势;第五,获得继续自我教育的基础;第六,发挥主动性和独立性。

2000 年出台的《中小学信息技术课程指导纲要(试行)》对我国 21 世纪的学生提出了

6个方面的信息素养教育和培养目标:信息获取能力、信息分析能力、信息加工能力、信息创新能力、信息利用能力、信息意识和信息交流能力。

另外,地方学术团体制定标准也开始起步,其中最具有代表性的是2005年由北京地区高校图书馆学会发起,清华大学图书馆、北京航空航天大学图书馆承担的合作项目"中国(北京)高校信息素养能力示范性框架研究"。该体系由7个一级指标、19个二级指标、61个三级指标组成。《北京地区高校信息素养能力指标体系》是目前国内比较详细的信息素养评估指标体系。

综合国内外标准研究可以看出,高校信息素养评价标准呈如下态势:

(1)核心维度。核心维度是指高校信息素养评价标准在各个时期、各个国家、各个层次存在着相同的维度。这些核心维度包括信息意识、信息需求、信息源、信息检索、信息利用、信息伦理等。上述维度在未来也将继续成为高校信息素养评价标准的核心。

(2)发展维度。在高校信息素养评价标准的发展过程中,信息理解、信息组织、信息评价、知识创造、信息交流、终身学习、专题研究方法等这样一些发展维度在高校信息素养评价标准发展的过程中被陆续引入,对这些维度的研究和完善也将成为发展趋势之一。

可以预见,随着对信息的认识和时代的发展,以及高校信息素养标准层次的提高,信息素养所包含的维度与所涉及的内容将不断变化和丰富。

1.3.2 大学生信息素养评估指标体系

1. 大学生信息素养标准
信息素养标准必须具备科学性和权威性。

首先,制定相关政策,将信息素养作为衡量学生学业的一项基本要求,使学生、学校、家长和社会引起足够重视。

其次,委托全国高校图工委与相关学会,如中国图书馆学会、中国情报学会的相关专家,进行全国范围内的调研,制定一套适合大学生的普适标准。

最后,通过教育部以适当文件形式颁发,确立标准的权威性,以行政手段保证其执行力,确保标准的修订和完善。在此基础上,各地也可制定各类专业的评价标准。

高校应结合高等教育的目标和学生的特点,借鉴相关的研究成果,制定大学生信息素养评估标准及指标,以指导高校的信息素质教育工作。

2. 大学生信息素养评估指标体系的构建
根据大学生信息素养的现状和应该具备的水平,以刘孝文先生的《信息素养评估指标体系》成果为基础,借鉴《美国高等教育信息素养能力标准》、《北京地区高校信息素养能力指标体系》,以及郭向勇和文南生提出的《高职学生信息素养评估参考指标体系》等成果,笔者认为,大学生信息素养评估参考指标体系应包含但不限于以下内容,如表1-1所示。

表 1-1　大学生信息素养评估参考指标体系

目标	指标层				
	一级指标		二级指标		三级指标
	内容	权重	内容	权重	内容
信息素养	信息知识素养	0.133	基本知识素养	0.285	基本信息理论知识
					信息环境知识
					基本信息素养知识
			信息技术知识	0.405	能够理解信息技术的术语
					能够使用常用的信息设备
					具有信息处理相关工具软件的知识
			信息法律、政策知识	0.310	能够了解知识产权有关知识
					能够了解国家有关信息生产、传播、利用的政策
	信息品质素养	0.217	信息敏感性	0.363	能够捕捉生活中的新信息
					常常发现被他人忽略的重要信息
			对信息价值和作用的认识	0.273	能够认识到信息作为资源的重要性
					能够认识到信息是做出决策的依据和基础
					能够认识到信息是知识和智慧的来源
			能够考虑与信息相关的法律、道德问题	0.364	有尊重他人的智力成果的正确态度
					能够区分版权与剽窃
					能够对合理使用的信息公开致谢
	信息获取能力	0.401	明确地表达信息需求	0.140	能够确定所需要的信息范围和层次
					能够用准确的语言表达信息需求
			辨识各种形式信息源	0.297	了解常用信息源的特点
					熟悉和自己专业相关的主要信息源
					了解非文献信息源
			选择正确的信息源获得所需信息	0.186	能够根据实际需要选择最佳信息源
					能够通过图书馆等重要的信息机构获得信息
					能够利用网络搜索引擎检索网络资源
			根据需要制定检索策略与步骤	0.171	能够为需要检索的信息确定关键词、主题词
					查询到的信息能够对生活、学习、工作有所帮助
					能够根据检索结果来决定是否调整检索策略与方式
			对获取信息做出判断和识别	0.206	能够对收集的信息进行提炼、鉴别
					能够筛选出所需信息
					能够对所获取信息的质量和价值做出判断

13

目标	指标层				
	一级指标		二级指标		三级指标
	内容	权重	内容	权重	内容
信息素养	信息加工能力	0.249	保存、整理信息的能力	0.305	能够采用不同的方式保存信息
					能够将信息分门别类地保存
					有组织信息的个性化方法
			信息重组与创造能力	0.484	能够对获得的信息进行加工、整理
					能够通过组织和利用创造新的信息
			信息交流能力	0.211	可以通过多种渠道、多种手段与外界交流信息

当然,标准与评估指标体系的制定是一个庞大的系统工程,需要根据社会发展对人才培养能力的要求变化而进行定期或不定期的修正。

1.3.3 信息素养测评方法

1. 信息素养测评的方法

大学生信息素养测评可以采取多种多样的方法进行,如考试评价、网络化调查、答辩。个人信息素养测评大多属于"内隐变量",难以用某种器具测量出结果。这与普通知识水平考试难以对等。但人的这些"内隐变量"可以通过个体行为表现与行为产生的客观结果来进行间接测量。通过对行为和行为结果的归因分析,可以确定出能够表征内隐变量的指标要素,而这些指标要素可以通过制定一定的标准和评估指标体系来进行测评。

2. 借鉴国外信息素养标准化的评估工具

在信息知识和能力水平的标准化测试方面,美国肯特州立大学研制的信息素养能力标准评估项目 SAILS(standardized assessment information literacy skills)和信息素养能力实时测评量表 TRAILS(tool for real-time of assessment information literacy skills),作为标准化的测试项目,其严谨的测评框架、完善的评估指标、合理的评估程序、科学的测评题目,已成为国内外信息能力评估的典范,值得参考借鉴。

SAILS 和 TRAILS 评估体系将学生信息教学目标分解为若干指标,经过分解整理构成系统的指标体系。其评价框架具有以下特点:评价标准具有概要性与指导性、评价标准具有阶段性和层次性、评价标准贯穿于学校教育全方位与过程。

SAILS 和 TRAILS 测评题目编排还针对学生的知识能力与认知特点,采取不同的测评形式,评估内容涉及通用信息能力、学科信息能力和工作实践能力。其试题难度根据学生的水平而灵活变通,能更加真实地反映学生的信息素养水平。

1.4　基于医学信息的素养评估体系讨论场景

当前信息素养教育形式多样,主要包括独立学分课程、课程整合式教育、在线学分课程、在线教程、信息导航、包含新生入馆教育在内的培训讲座、参考咨询、散页资料、书目导读等,而在线教程有网页、PPT、视频、电子书等。医学生信息素养存在一些不足:信息素养教育和医学专业课程相分离;面对纷繁复杂的医药信息,医学生缺乏有效获取和甄别的能力;当前的医学生信息素养教育大多停留在医学数据库的检索和使用方面,忽视了对学生合作能力、参与度、创造力等综合素质的培育。以"信息素养评估"作为主题在中国知网数据库检索近五年的数据,只有有效数据约 130 条,信息素养评估的效果参差不齐。笔者挑选了香港城市大学主导的灯塔研究项目作为典型案例介绍,可以从中借鉴信息素养评估的先进经验。香港城市大学主导开展的灯塔研究项目,基于信息评估体系,以《高等教育信息素养框架》为指导,采用服务学习模式,是信息素养教育方式的创新型实践,突出了跨学科、跨部门、跨领域等合作的重要性,展示了学生在全新教学模式下的学术研究能力。

1.4.1　项目实施背景

香港作为国际航运中心,拥有丰富的灯塔遗产资源,灯塔深深烙上了香港历史文化的印记。社会变革和经济发展突飞猛进使传统的灯塔基建以及灯塔守护者逐渐淡出公众的视野,信息记录和原址原貌也在逐渐消失,守护和传承灯塔文化遗产资源迫在眉睫。

图书馆具有保存人类文化遗产的重要职能,香港城市大学媒体与传播系、建筑学与土木工程学系均开设了灯塔遗产保护相关课程,香港城市大学图书馆在嵌入式学科服务方面具有丰富的实践。基于可能性,香港城市大学图书馆同媒体与传播系、建筑学与土木工程学系教师合作开展香港灯塔遗产保护项目。

1.4.2　项目实施过程分析

1. 根据特定信息需求采用多样化的检索策略

项目组根据不同的信息需求和信息资源的特点,采取多样化手段,帮助学生获取不同类型的信息资源。通过图书馆员引导学生查询馆藏资源中的期刊、专著,帮助寻找灯塔看守人信息以促成面对面的深入访谈交流。通过邀请灯塔研究专家做灯塔专题培训,帮助学生梳理灯塔发展脉络,融入灯塔遗产的信息生态环境。在香港灯塔管理部门、建筑署及档案馆的交流过程中,学生们获取了大量有关灯塔的详细数据,并学习了如何查找和获取灯塔研究所需信息。在此过程中,学生获得了包括政府出版物、历史报纸、灯塔看守人日常日志、地图等在内的多样化的信息资源。

2. 保持开放和怀疑的态度，鼓励学生突破和创新

灯塔项目特别鼓励学生在对权威信息源进行研究时保持批判和开放的学习态度，充分利用主要的信息源，在知识积累的基础上产生新的观点。在灯塔项目研究成果中，学生们基于所获取的权威资料和信息的档案记载，借助数字化技术，对鹤咀灯塔原貌进行了大胆设想，设计出鹤咀灯塔原貌的数字化模型，并根据建筑学理论成功开发了一幅鹤咀灯塔的三维图，这是对19世纪殖民地政府关于鹤咀灯塔原貌纸质档案资料的实质性突破和创新补充。

3. 注重信息的创造过程和信息产品的差异性

在灯塔项目中，学生们针对取得的研究成果采取多种媒体表现方式：在个人YouTube上发布灯塔纪录片，在媒体机构YouTube上发布动画版纪录片预告，在电子报纸网站上发布专题报告并搭配动画版预告片。统计数据表明，当灯塔动画视频搭配文本故事在网络上发布时，访问数据飙升，引流效果明显。该项目也受到香港《苹果日报》的采访和专题报道。通过项目实施，学生可以在实践中理解文献信息获取、加工、整理、组织和传播的全过程，了解不同的信息产品的差异性，最终成为信息产品的贡献者。

4. 在探索中突破和扩展

在项目研究过程中，通过与专业人员不间断的交流和学习，学生们已经对以往灯塔研究成果比较熟悉。以此为知识基础，学生们绕开传统研究视角，尝试从其他全新的角度着手，研究的范围扩展至台湾地区的渔翁岛灯塔和澳门东望洋灯塔研究。学生们通过查阅档案文献和实地交流考察，拍摄了有关灯塔的360度沉浸式全景图像，制作了《澎湖渔翁岛灯塔记忆》以及《灯塔记忆——澳门东望洋灯塔》两部纪录片。这些研究成果被大学图书馆和公共图书馆纳入馆藏资源得以保存和利用。从研究成效来看，学生们这种建立在迭代中发展的研究视角是值得借鉴的。

5. 不间断的学术交流

在项目研究的不断深入中，为获取渔翁岛灯塔遗址上曾经存在的宝塔灯塔的信息，学生们和相关专家、馆员进行多次不同形式的学术沟通，从交流中获取对灯塔研究非常有价值的档案记录图像。在学校有关行政部门的支持下，学生通过参加澎湖研究国际专业学术会议，与专家学者的学术对话，获得大量有关宝塔灯塔重建的专业性意见。学生们尝试利用现代计算机软件，虚拟重建中国宝塔灯塔模型，甚至有学生成功撰写并发表了学术期刊论文。

6. 重视信息伦理和信息价值

当今社会，随着知识产权概念的不断普及，信息伦理和信息价值越来越受学术界的重视。在灯塔研究中，通过图书馆员的知识普及和正确引导，学生们逐渐建立了关于学术资源相关版权的合理引用、处理的正确意识。例如，在确保不违反《知识产权法》的前提下，合理合法地正确引用档案记录、政府报告、影视资料、音乐、图片等，严格遵守信息伦理和学术道德。学生团队制作的东望洋灯塔纪录片受到澳门社区媒体的认可，该纪录片将被纳入澳门两所研究机构和教育与研究领域的世界记忆项目，使信息具有教育维度的价值。

1.4.3　项目实施的启示

项目实施过程中,学生们在图书馆员、专业教师和其他人员的合作引导下采用服务学习模式,利用多领域学科知识、多种现代技术手段、多视角研究方法投入到灯塔遗产保护项目中。灯塔服务学习项目不仅使学生在实践中提升了信息素养能力,更为重要的是让学生参与数字馆藏发现,积极融入社会,增强了社会责任感和成就感,实现了自我价值。

1. 引入服务学习模式,积极接轨医疗实践

服务学习模式是一种基于课堂学习和社区服务相融合的全新、开放型教学模式,鼓励学生们带着问题,走出课堂,肩负责任,进入社区,边研究边学习,从调查实践中获取所需知识,从思考反省中提出新视角。服务学习模式不仅注重学生专业知识的培养,更强调能力、素养和价值观的提升。这种服务学习模式完全可以被引入医学教育的培养体系中,对医学生的知识技能实践、社会责任感、医患沟通意识和医德医风等多方面的培养具有推动作用。在医学生的信息素养教育中,可以借鉴香港城市大学图书馆灯塔服务学习项目的成功经验。图书馆员应该与学院专业教师、医务人员及基层社区加强合作,以社区服务为价值导向,以医学问题为研究基础,将社会资源、服务理念和传统教学融合到一起。医学生通过有意义、有价值的服务研究项目,将书本知识转化为临床实践,在实践中丰富理论体系,提高信息素养能力,提高解决临床问题的水平,促进综合素质的提升。

2. 转换图书馆员的角色,突破传统教学模式

当前,高校图书馆承担着信息素养教育的重要使命,但是教学模式也仅限于如某些专题的信息获取能力讲座、综合信息利用培训讲座及系统的信息检索课开设等。在灯塔项目中,图书馆员与各部门沟通,指导学生获取不同来源的信息资源,举办研讨会和展览,成为学生的信息导航员、学术出版的引导者和伙伴,成为项目的建设者和联络员,成功将信息素养教育活动拓展到更广阔的信息生态环境中,突破了课堂的束缚。在医学生的信息素养教育中,图书馆员应该以提升临床信息处理能力为目标,将信息素养教育活动拓展到医学实际问题的解决中,运用现代信息技术,采用翻转课堂、教育游戏、教育叙事、竞赛、小组协作等多样化的手段,增加动手环节,激发学生的内在潜力,使课堂"活"起来,拉近与学生的距离。在课堂之外,开展协作式和个性化教育,积极融入学生的选题调研、课题项目申报、实验统计分析,指导科技论文写作和投稿,成为学生学习和科研的得力伙伴。

3. 加强学术出版素养教育,提高医学信息伦理道德水平

出版素养是科研人员的必备知识和技能。如相关研究领域的专业特长和出版趋势、学科专业期刊的排名、出版类型、适合领域等,OA(open access,开源)出版的路径、资助政策、许可和版权(创作共享协议)、作品自我管理能力等。香港城市大学图书馆员指导学生论文写作与投稿,确保版权合法,推动纪录片的出版并使其作为 OA 资源保存在学校视频点播系统中,免费向公众开放,助力内容的保存和传播。医学信息伦理与道德对医学生信息素养能力的培养和提升至关重要,图书馆员可以根据不同年级学生的信息需求,围绕学生关心的特定出版主题,采用培训讲座、专题研讨会、微视频、线上线下交流、开发出版资源导航等形式,甚至邀请专业的编辑出版或法律专家合作开展学术出版素养教育,鼓励学生进行各种形式的信息产品创作。

4. 打破孤立分散的状态,推动跨界融合发展

灯塔项目不仅与校内的图书馆、学院教师、教务部门合作,还融入了校外的灯塔管理部门、档案管理部门、海上历史学家、社会公众、媒体及企业等多方力量,各方各司其职,共同促进项目的顺利开展。特别是校内有关行政部门也参与到项目研究中来,例如帮助学生提供相关的研习费用、知识产权费以及会议赞助费等,校外的文化遗产部门和企业赞助了学生实地考察的交通费及 DVD 作品的复制和包装费,为项目的实施提供了强有力的资金保障。灯塔项目的成果经验表明在信息素养培养体系中需要任课教师、专业馆员、行政人员以及校外其他机构的相互协作,打破传统教学面临的部门、专业、学科等限制,努力壮大研究项目中的组织队伍力量,如学校行政部门、各个学院、不同医院、医学医生行业协会、社会医疗公益团体及医药企事业单位等部门,汇聚多方力量,实现合作共赢。

5. 注重前期积累,实现可持续发展

灯塔研究项目的成功实践并非一蹴而就,而是经历了一个循序渐进的过程,尤其是在对以往灯塔研究成果学习的基础上,研究视角从香港地区的灯塔研究拓展到台湾和澳门地区的灯塔,从单一学院的学生参与到多学院的师生合作,从单一、被动的信息获取方式到全方位、多层次专业学术对话,从单一纸质型专题报告呈现到多样化研究成果发布。同样,医学生的信息素养教育需要针对不同年级的医学生开展分层和分阶段教育,例如在教育内容上从医学信息素养的基础知识到医学信息资源的检索与利用,再到医学统计分析、循证医学、学术出版素养等,从独立课程到整合式教育,从嵌入单个课程到多课程,从课堂到课外,从线上到线下,由易到难,由点到面,循序渐进地延伸到更广泛的领域。要在实践过程中不断进行反思和总结,调整教育方法,探索未知的世界,从而实现可持续发展。

1.4.4　本章小结

医学生信息素养教育任重而道远,香港城市大学图书馆灯塔服务学习项目作为一次成功实践,对新思想指导下的医学生信息素养教育改革起到促进作用。引入服务学习模式,突破传统教学壁垒,转换图书馆员的传统角色,加强学术出版素养教育,推动跨界融合发展和开展可持续研究,这些经验对医学生信息素养教育实践具有借鉴意义,有助于提高医学生的信息素养能力,促进其全面发展。

第 2 章 | 新医科的知识背景

近年来,"健康中国2020"战略、《"健康中国2030"规划纲要》、"生命科学革命3.0"以及"工业4.0"革命战略等给中国医科事业的发展和医学人才的培养带来了前所未有的机遇和挑战。随着人工智能、大数据、机器人等新技术与医疗健康相关领域的结合日趋紧密,另外远程医疗、3D打印器官、机器人手术、基因测序、精准医疗和个性化医疗等都在改变着当今医学的发展,这些都超出了传统医学的范畴并给医学提出了新的要求,而医学体系必须做出相应的改变,才能适应当今时代的潮流,为此新医科应运而生。

新医科是什么?新医科是指从人的整体出发,将医学及相关学科领域最先进的知识理论和临床各专科最有效的实践经验分别加以有机整合,并根据环境、社会、心理、工程等方面进行修正、调整,使之成为更加符合及适合人体健康和医疗诊断的新的医学体系。随着对人类生命信息、生命奥秘、人脑奥秘、基因序列的解读,对人类健康医疗、疾病谱的新认识等等医学领域的发展和突破,我们越来越依赖信息技术、计算机、人工智能等技术。而计算机技术、移动通信技术、医疗大数据技术等未来将会在疾病的预防、诊疗过程中发挥更加重要的作用。比如,在新冠疫情中,计算机、大数据的使用就对疫情的防控发挥了非常重要的作用。

新医科背景对医学及医学生的影响主要表现为:首先在培养模式上,医学的培养模式会从以"生物医科科学为主要支撑的医学模式"向以"医文、医工、医理、医X交叉学科为支撑的医学模式"转变。从学科的发展要求看,"X+医学"或"医学+X"是医学生未来的必然选择。其次,在培养目标上,新医科的医学生不仅需要医术高明,还需具备使用人工智能、计算机进行数据分析、操作手术机器人等的工程能力。新医科的学生不仅需要具备扎实的医学专业知识,还需要广泛涉猎其他学科,成为医、工、文、理交叉的复合型人才;新医科的医学生需要具备国际视野、交叉融合思维和创新精神,具备能够运用学科交叉知识解决医学领域前沿问题的能力。

在新医科背景下,传统医学与人工智能、大数据、机器人等技术融合,发展出了精准医学、转化医学、智能医学等医学新专业。

掌握新医科的知识是医学生提升素养的有效途径,整合传统医学和前沿学科,构建更加合理的课程体系,才能提高医学人才培养质量,提升医学生服务生命全周期、健康全过程的岗位能力,成为卓越医学人才,服务国家经济和社会发展。

2.1 新医科的起源

2.1.1 背景

2019年4月,教育部等相关部门发布"六卓越一拔尖"计划2.0,主张发展新工科、新医科、新农科、新文科,推动全国高校掀起一场"质量革命"。新医科建设方面,主要是适应新一轮科技革命和产业变革的要求,提出了从以治疗为主到兼具预防治疗、康养的生命健康全周期医学的新理念,开设了精准医学、转化医学、智能医学等新专业,批准了74家高校附属医院为首批国家临床教学培训示范中心。长久以来,医学发展已经历了受农业革命深刻影响的经验医学(或传统医学)时代,以及受工业革命深刻影响的科学医学(或生物医学)时代,当前,在健康中国背景下,特别是随着以人工智能为代表的新科技革命的到来,医学正进入受信息革命深刻影响的整合医学(或新医学)时代。新医学时代需要发展新医科,新医科是指从人的整体出发,将医学及相关学科领域最先进的知识理论和临床各专科最有效的实践经验分别加以有机整合,并根据环境、社会、心理、工程等方面进行修正、调整,使之成为更加符合、更加适合人体健康和疾病诊疗的新的医学体系。

2.1.2 教育模式

通过探索全球工业革命4.0背景下的卓越医学人才教育新模式,实现医学从以"生物医学科学为主要支撑的医学教育模式"向以"医文、医工、医理、医X交叉学科支撑的医学教育新模式"的转变。在"卓越医生教育培养计划"和"基础学科拔尖学生培养试验计划"的基础上,紧密结合以人工智能为代表的新一轮科技革命和产业革命,与新工科等其他体系建设交互推动,建立生物医学科学平台,培养基础医学拔尖人才;同时全面整合精准医学、转化医学等方兴未艾的医学新领域,打造中国特色的"新医科"教育新体系,培养能够适应以人工智能为代表的新一代技术革命和以合成生物学为代表的生命科学变革,能够运用交叉学科知识解决未来医学领域前沿问题的高层次医学创新人才。

2.1.3 需求分析

长期以来,医学人才在保护人民健康、维护社会稳定、促进经济发展等方面发挥着重要的支撑作用。但随着整合医学(或新医学)时代的到来,迫切需要建立与健康中国建设要求相匹配的新医科人才培养体系,体现整体观(服务国家重大战略)、整合观(强化学科交叉融合)和医学观(构建大医学格局)。

1. 服务健康中国建设的战略新要求

党和政府历来高度重视人民健康,而医学教育事业关联着教育和卫生健康两大民生工程,担负着为党育人、为国育才的历史使命,为健康中国建设提供坚实的人才保障。中国特色社会主义已进入新时代,习近平总书记出席全国教育大会、全国卫生与健康大会以及全国高校思想政治工作会议,并发表重要讲话,提出一系列新理念、新思想、新观点,为我国教育和卫生健康事业指明了前进的方向,也为医学教育改革发展提供了根本遵循。近年来,除《"健康中国 2030"规划纲要》外,我国在高等教育和卫生健康领域印发一系列重要文件,将加强医学人才培养、发展新医科提升到国家战略层面。特别是 2018 年 8 月,中共中央办公厅、国务院办公厅印发关于新时代教育改革发展的重要文件,正式提出高等教育要发展新工科、新医科、新农科、新文科。因此,发展新医科,这是党和国家对医学教育发展的最新要求,也是健康中国对医学人才队伍建设提出的新要求。

2. 满足国家转型发展的外部新需求

中华人民共和国成立以来特别是改革开放以来,我国综合国力显著提升,经济社会各项事业蓬勃发展,人民生活水平极大提高。尤其是第四次科技革命浪潮的到来,改变了部分产业的形态、分工和组织方式,重构了人们的生活、学习和思维方式。人工智能、大数据、生命科学的重大进展以及高分辨影像学诊断、生物新材料等快速发展将会对医学领域产生重大变革,创新已成为新时代医学教育改革发展的重要生命线,迫切需要科技创新引领和高层次创新人才支撑。2015 年 10 月,国务院印发了《统筹推进世界一流大学和一流学科建设总体方案》(国发〔2015〕64 号),将加快推进"双一流"建设作为当前和今后一段时期我国高等教育的主要任务,要着力培养具有历史使命感和社会责任心、富有创新精神和实践能力的各类创新型、应用型、复合型优秀人才。因此,发展新医科,必须紧跟时代、与时俱进,超前谋划、超前行动,始终立足一流建设,加大学科交叉融合,满足经济社会发展尤其是科技革命带来的医学发展新需求。

3. 符合医科自身改革的内在新诉求

我国人民的疾病谱、生态环境和生活方式发生了深刻变化,医学模式也已转变为环境-社会-心理-工程-生物模式,我国面临多重疾病威胁并存、多种健康影响因素交织的复杂局面,医学人才培养的重点也从以治病为中心转变为以人民健康为中心,医学不等同于临床医学,仅仅依靠临床医师队伍,无法完全解决健康领域重大科学问题和应对重大疾病防控挑战,需要基础医学、临床医学、公共卫生、药学、护理等医学学科协调发展、齐头并进,这也是传统医科自身发展改革的内在新诉求。2017 年 7 月,国务院办公厅印发《关于深化医教协同进一步推进医学教育改革与发展的意见》(国办发〔2017〕63 号),在强调以"5+3"为主体的临床医学人才培养体系基本建立的同时,也明确将"公共卫生、药学、护理、康复、医学技术等人才培养协调发展"作为医学教育改革发展的主要目标之一。因此,发展新医科,必须改变传统医科"重临床,轻基础""重临床,轻预防"等专业建设和学科发展现状,构建医科未来整体发展的"大医学"格局。

2.1.4　发展新医科的基本策略

1. 坚持"一个中心"的新理念

发展新医科,要主动对接健康中国战略,始终坚持以人民健康为中心的新理念,将"大健康"融入医学教育各个环节(招生、培养、就业等)和各个阶段(院校医学教育、毕业后医学教育和继续医学教育),将人才培养的重点从治疗扩展到预防、治疗、康养,也就是要服务于生命全周期、健康全过程,为"将健康融入所有政策,加快转变健康领域发展方式"提供各类人才保障和智力支撑。

2. 建立"两类平衡"的新质量

发展新医科,需要聚焦人才培养新质量,建立医学教育内、外部两类平衡。一方面,政府部门要建立健全医学人才培养供需平衡机制。统筹卫生与健康事业各类医学人才需求,制定卫生与健康人才培养规划,教育、卫生健康行政部门要探索建立招生、人才培养与就业联动机制,根据办学类型层次和培养质量,完善医学院校招生结构,确保医学人才生源质量。另一方面,医学院校要建立健全内部师生动态平衡机制,借鉴国内外有益经验,根据办学类型层次和师生比例,选择适合本校的教育教学方法,深入推进教学改革,狠抓医学人才培养的过程质量。

3. 推动"三大协同"的新体系

发展新医科,需要推动医教协同、科教协同、科卫协同的新体系发展,最终建成医教研协同型健康服务体系。一是深化医教协同体系,以需求为导向,以基层为重点,以质量为核心,完善医学人才培养体系和人才使用激励机制,加快培养大批合格的医学人才;二是推动科教协同体系,统筹推进教育综合改革、"双一流"建设,变革教育理念和培养方式,促进教学与科研相互结合、相互促进,培养具备科学精神和创新意识的人才;三是创新科卫协同体系,重点加强国家临床医学研究中心的规划与建设,加大临床转化研究、医研企协同创新、技术应用推广和技术创新人才培养,落实成果转移转化与适宜技术推广。

4. 强化"四种交叉"的新模式

发展新医科,需要强化医科内部学科、医科和人文学科、医科和理工学科、传统医科和新兴医学专业"四种交叉"的人才培养新模式,其核心是学科交叉、融合创新。一是强化医科内部的交叉融合,推动基础与临床融合、临床与预防融合、临床与护理融合、临床与药学融合,有利于保障医学的完整性;二是强化医科和人文学科的交叉融合,坚持立德树人根本任务,推动人文教育和专业教育的有机结合,有利于将思想政治教育和医德培养贯穿于教育教学全过程,培养"有温度"的医学人才;三是强化医科和理科、工科的交叉融合,要完善学科交叉机制,探索医工、医理融合创新,高起点、高水平建设若干医学学科交叉研究机构,有利于推动"双一流"建设;四是强化传统医科和新兴医学专业交叉,主动适应全球工业革命4.0和生命科学革命3.0,根据我国经济社会发展和科技变革需要批准开办智能医学工程等新的医学专业,并将传统医科优势融入其中,有利于精准服务国家需求,引领全球医学教育改革发展方向。

2.2　智能医学

随着虚拟仿真、人工智能、医学机器人、大数据、移动互联网等新技术与医疗健康相关领域的结合日趋紧密，现代医学模式将面临重大变革，智能医学正在成为驱动卫生与健康事业发展的先导力量。

智能医学服务医疗健康产业的潜力巨大，未来全球市场空间预计超过数千亿量级，医工结合背景的相关产业人才需求十分旺盛。而"智能医学"正是顺应这种需求而产生的。

2.2.1　智能医学的基本概念

"智能医学"是医学领域一个全新的概念，是信息化技术与医学相结合的必然产物，是一个全新的理论体系，是一门集工科和医科之大成的交叉融合学科，而非一种简单的技术。其特征是"信息技术＋医学"，"＋"是指融合和应用，两者非互相取代的关系。智能医学包括人工智能、虚拟现实、增强现实、大数据、移动互联网等技术与医学的融合，而非"人工智能（AI）＋医学"。

与互联网技术在医疗行业的应用不同，人工智能对医疗行业的改造包括生产力的提高、生产方式的改变、底层技术的驱动、上层应用的丰富。通过人工智能在医疗领域的应用，可以提高医疗诊断准确率与效率；提高患者自诊比例，降低患者对医生的需求量；辅助医生进行病变检测，实现疾病早期筛查；大幅提高新药研发效率，缩短制药时间，降低制药成本。

2008 年底，IBM 提出了"智慧医疗"的概念，设想把物联网技术充分应用到医疗领域，实现医疗信息互联、共享协作、临床创新、诊断科学以及公共卫生预防等。根据 IBM 的相关概念、学术界的观念和我国的具体情形，智慧医疗是指利用先进的互联网技术和物联网技术，将与医疗卫生服务相关的人员、信息、设备、资源连接起来并实现良性互动，以保证人们及时获得预防性和治疗性的医疗服务。

智能医学与 IBM 提出的智慧医学（smart medicine）、数字医疗和移动医疗等概念具有相似性，但是智能医学在系统集成、信息共享和智能处理等方面存在明显的优势，是智慧医疗在医学健康领域具体应用的更高阶段。

2.2.2　智能医学的应用领域

智能医学的应用十分广泛，几乎涵盖医学的所有领域，主要包括虚拟助理、病历与文献分析、医疗影像辅助诊断、智能药物研发、智能基因测序、智能医学语音等。

1. 虚拟助理

虚拟助理是指通过语音识别、自然语言处理等技术，将患者的病症描述与标准的医学指南进行对比，为用户提供医疗咨询、自诊、导诊等服务的信息系统。

2. 病历与文献分析

电子病历是在传统病历基础上，记录医生与病人的交互过程以及病情发展情况的电子化病情档案，包含病案首页、检验结果、住院记录、手术记录、医嘱等信息。其中既有结构化数据，也包括大量自由文本输入的非结构化数据。对电子病历及医学文献中的海量医疗大数据进行分析，有利于促进医学研究，同时也为医疗器械、药物的研发提供了基础。人工智能利用机器学习和自然语言处理技术可以自动抓取来源于异构系统的病历与文献数据，并形成结构化的医疗数据库。

3. 医疗影像辅助诊断

医疗影像数据是医疗数据的重要组成部分，从数量上看超过 90％ 的医疗数据都是影像数据，从产生数据的设备来看包括 CT（计算机断层扫描）、X 光、MRI（磁共振成像）、PET（正电子发射体层成像）等医疗影像数据。据统计，医学影像数据年增长率为 63％，而放射科医生数量年增长率仅为 2％，放射科医生供给缺口很大。人工智能技术与医疗影像的结合有望缓解此类问题。人工智能技术在医疗影像上的应用主要指通过计算机视觉技术对医疗影像进行快速读片和实现智能诊断。

人工智能在医学影像中的应用主要分为两部分：一是感知数据，即通过图像识别技术对医学影像进行分析，获取有效信息；二是数据学习、训练环节，通过深度学习海量的影像数据和临床诊断数据，不断对模型进行训练，促使其掌握诊断能力。

4. 智能药物研发

传统药物研发需要投入大量的时间与金钱，制药公司成功研发一款新药平均需要 10 亿美元及 10 年左右的时间。药物研发需要经历靶点筛选、药物挖掘、临床试验、药物优化等阶段。目前我国制药企业纷纷布局 AI 领域，主要应用在新药发现和临床试验阶段。

5. 智能基因测序

基因测序是一种新型基因检测技术，它通过分析测定基因序列，可用于临床的遗传病诊断、产前筛查、罹患肿瘤预测与治疗等领域。单个人类基因组拥有 30 亿个碱基对，编码约 23 000 个具有功能性的基因，基因检测就是通过解码从海量数据中挖掘有效信息。目前，高通量测序技术的运算层面主要为解码和记录，较难以实现基因解读，所以从基因序列中挖掘出的有效信息十分有限。人工智能技术的介入可望突破目前的瓶颈。通过建立初始数学模型，将健康人的全基因组序列和 RNA 序列导入模型进行训练，让模型学习到健康人的 RNA 剪切模式。之后通过其他分子生物学方法对训练后的模型进行修正，最后对照病例数据检验模型的准确性。

6. 智能医学语音

将人工智能技术应用于医疗领域的优势显而易见。对患者而言，高度智能化的医疗条件使得看病更加方便，还能大幅降低医疗成本，减轻负担；对医生而言，人工智能技术可以大幅降低因主观判断或操作误差产生的风险，让诊断更加精准。智能语音技术在医疗领域发挥了非常重要的作用。目前医疗智能语音领域的应用主要体现在智能语音电子病历、智能问诊、导诊机器人、家庭人工智能医生等几个方面。

2.3 精准医学

健康是老百姓的基本需求,健康问题是全面建成小康社会迫切需要解决的问题。在重大疾病方面,中国仍面临着巨大的挑战。精准医学是应用现代遗传技术、分子影像技术、生物信息技术,结合患者的生活环境和临床数据,实现精准的疾病分类与诊断,制定个性化的疾病预防和治疗方案。在我国,发展精准医学的指导思想包括贯彻创新驱动发展战略,面向我国重大疾病防治和人口健康保障需求,与深化医疗卫生体系改革紧密结合,与发展生物医药和健康服务等新兴产业紧密结合,发挥举国体制优势和市场配置资源决定性作用,通过政府推动、科技支撑和体系建立,提升自主创新能力,形成引领世界的精准医学发展的有效力量和途径。精准医学的总体目标是:要以为人民群众提供更精准、高效的医疗健康服务为目标,建立国际一流的精准医学研究平台和保障体系;自主掌握核心关键技术;研发一批国产新型防治药物、疫苗、器械和设备;形成一批我国定制、国际认可的疾病诊疗指南、临床路径和干预措施;显著提升重大疾病防治水平,带动生物医药、医疗器械和健康服务等产业发展,加快推进深化医药卫生体制改革和医疗模式变革,推动"健康中国 2030"建设。

2.3.1 精准医学的概念

精准医学是一种将个体基因、环境与生活习惯差异考虑在内的疾病预防与处置的新兴医学手段,是以个体化医疗为基础,随着基因组测序技术的快速进步及生物信息与大数据科学的交叉应用而发展起来的新型医学概念与医疗模式。精准医学的前身是"个体化医学",是指医学决策要为每位患者的个性特征量体裁衣。"个体化医疗"最早是在 20 世纪 70 年代提出的,但限于当时的医疗水平和科技发展形势,未引起医学界的足够重视,直至 2003 年"人类基因组计划"(Human Genome Project,HGP)完成后,"个体化医疗"才逐渐成为在医学研究领域受到关注的发展方向。"人类基因组计划"的完成使人类首次能够从基因的角度观察、研究和分析疾病。而后,分子和细胞生物学多层次的表观基因组、转录组、蛋白质组、脂质组、微生物组、代谢组及暴露组的研究使得人类能够从分子和细胞水平解读疾病的发生和发展。

与此同时,大量临床试验数据的积累,为实施大规模队列研究和人类表型组计划奠定了基础。DNA 测序技术的飞速发展及超级计算机对生物大数据分析处理能力的不断攀升也使精确分析表型与遗传因素之间的关系成为可能。

而"精准医学"(precision medicine)一词最初是由美国哈佛大学商学院商业战略家克莱顿·克里斯坦森(Clayton Christensen)在 2008 年提出的,用于表述分子诊断使医生不必依赖直觉和经验便可以明确诊断,但当时未引起医疗界的足够重视。直至 2011 年,美国国立卫生研究院(national institutes of health,NIH)下属的发展新疾病分类法框架委员会发表了《迈向精准医学:建立生物医学研究的知识网络和新型疾病分类法》,"精准医学"才成为"个体化医学"的新表述。自此,"精准医学"才被业界广泛关注。精准医学是针对每位患者的个体特征制定医疗方案,根据对某种疾病的易感性或特定治疗方案的反应将患者个体分为亚群;随后将预防或治疗措施集中于有效患者,避免给无效患者造成经济损失和不良反应。

2015 年初,美国总统奥巴马在国情咨文中提出美国的精准医学计划,并为精准医学计划的 5 个具体内容在 2016 年财政预算中支出 2.15 亿美元的大额预算。这份"精准医学计划"的驱动因素主要有 3 个:一是政治因素。近年来,美国用于医疗卫生的费用急剧增长,医疗资源浪费与过度医疗现象极为严重,致使美国的医疗改革陷入瓶颈。奥巴马紧急采取"精准医学计划"以扭转医疗改革停滞不前对公共健康的不良影响。二是经济因素。精准医学计划的实施在很大程度上依赖于二代基因测序技术的发展。而二代基因测序在全球范围的市场规模预计为 200 亿美元,极大地带动了药品研发与肿瘤诊断的个性化应用,如其快速发展起来,市场规模将难以估计。三是科技因素。以二代基因测序技术为代表的生物科技飞速发展,为精准医学的发展创造了客观条件。"精准医学计划"主要包括两大组成部分:一是肿瘤的基因学研究与治疗策略;二是在美国全国开展的一项多达 1 000 万公民参与的关于人群长期健康与疾病的队列研究中产生的众多生物大数据的收集与汇总。这两大组成部分实现了国家公民电子病历数据库的纵向整合,为诊断方法学的更新提供了丰富的临床表现数据;同时,为基因药学及药物基因组学的科研发展提供了更加广泛的疾病与健康收益遗传预测数据。

2.3.2　精准医学的本质与内涵

1. 精准医学的本质

精准医学的本质是通过基因组、蛋白质组等组学技术和医学前沿技术,对大样本人群与特定疾病类型进行生物标志物的分析与鉴定、验证与应用,从而精确寻找到疾病的原因和治疗靶点,并对一种疾病的不同状态和发展过程进行精确分类,最终实现对疾病和特定患者进行个性化精准治疗,提高疾病诊治与预防的效益。精准医学就是要根据每一位患者的个体特征,量体裁衣地制定个性化的诊疗方案,以帮助临床医师更好地了解每位患者病情各自不同的复杂成因,从而精确地判定有效的治疗方案,避免传统的"一刀切"用药战略在诊疗设计中遵循"一般患者适用原则",造成无效治疗的结果。

美国国立卫生研究院院长科林斯·弗朗西斯(Collins Francis)曾于 2015 年 3 月 4 日在 *The New England Journal of Medicine* 中明确就"精准医学计划"发表了自己的见解,称"精准医学"即"个性化医疗"。与以往医学理念相比,精准医学的独特之处是将人们对疾病机制的认识与生物大数据和信息科学进行有机结合,对疾病进行精确分类及诊断,为患者个体提供更具个性化、更具针对性的有效的治疗措施,既有对生物大数据的整合,同时又有个体化疾病诊治的针对性和实时检测的先进性。

2. 精准医学的内涵

精准医学的内涵是基于遗传学、生物标志物、表型或心理特征对患者个体实施不同于类似临床表征患者的靶向治疗。

目前,精准医学在肿瘤的临床诊疗中已得到有效应用,未来成功攻克癌症的最大希望将是专门为癌症患者个体设计个性化极强的预防与治疗措施。这种个性化的治疗处方便是"在合适的患者身上,在合适的时间,给予合适的治疗",这也成为精准医学的内涵所在。对肿瘤潜藏的分子结构的精准揭示及相应的干预治疗策略将为攻克癌症开辟一条崭新的道路。从基因组学领域初期实践中取得的最新研究成果围绕这一概念提供了令人振奋的临床实例。而就在美国即将对广大民众宣布最初应用在妇产科肿瘤领域的特殊治疗方法时,恰逢 2015 年初白宫提出了"精准医学"概念,提倡通过一系列的科学研究、技术及政策支持,大力发展、推动个性化的治疗,并一再强调这一主题的时限性特点。通过"癌症基因组图谱计划"(the cancer genome atlas,TCGA)及其他科研工作的大力协助,许多崭新的治疗方案已成功地应用在妇科肿瘤的分子学领域。通过 TCGA 项目获得的科研数据有力地辅助了临床试验的设计,并产生了第一位精准医学专员静候美国食品药品监督管理局的批示。

精准医学利用分子诊断技术,为患者提供基于特定病理分型的个性化治疗,从而改善患者的预后,减少不良反应的发生。其核心思想是综合分析患者的临床资料和其他辅助检查信息,从而确定患者的疾病分型,以便更准确地对患者进行分类和治疗。从疾病诊疗角度来看,精准医学最核心的环节在于对疾病进行精准化、个性化诊断,这是后续进行有针对性治疗和个体化处置的基础和前提。

在奥巴马的国情咨文中,罗列了精准医学的 4 个基本要素:

(1)精确(the right treatment):是指"对合适的患者,给予合适的治疗"。

(2)准时(at the right time):"准时是重中之重的要素"(timing is everything)。全部的医疗救治只有在合适的时间才能产生恰当的效果。

(3)共享(give all of us access):奥巴马总统提出的精准医学的要义是医学的发展应该"保障我们自己和我们的家人都比以往更加健康"(keep ourselves and our families healthier)。

(4)个体化(personalized information):精准医学又称为"个体化医疗/医学"。

从定义来看,精准医学是医疗大数据时代的新型医学理念,它包括医学科学的各个研究领域。但奥巴马总统在阐述精准医学内涵时,着重列举了 3 种疾病的实例:将在欧洲人群中发病率最高的囊性纤维化(cystic fibrosis,CF)作为单基因病及罕见病的代表,将糖尿病作为常见复杂疾病的代表,将肿瘤和癌症列为"疾病之首"。根据奥巴马总统国情咨文的整体内容,可以将精准医学的内涵概括为:以 DNA 和"人类基因组计划"的精神为主线,以小儿麻痹症的消灭作为旨在消灭单基因病的成功实例,以百万人的基因组和临床医学信息大数据支撑癌症与其他多基因病研究,改变政府的支持及监管方式,强调企业参与的重要性,发动全社会支持的大型前瞻性项目。

目前,许多国际知名的临床医师在疾病诊疗过程中,将主要的关注点集中在遗传学或基因组(DNA序列转化)潜藏的生物学信息,通过探究这些生物学信息获取危险度分级、疾病预防、药物剂量及药品选择、治疗效果。精准医学的主要目的是通过各种标准化的大型队列研究和多种组学研究,寻找疾病新的生物标志物以完善疾病分类;通过药物基因组学等手段进行临床转化,达到个体化的精准医疗。

2.3.3 精准医学发展的总体目标和阶段目标

在我国,精准医学的总体目标是:要以为人民群众提供更精准、高效的医疗健康服务为目标,建立国际一流的精准医学研究平台和保障体系;自主掌握核心关键技术;研发一批国产新型防治药物、疫苗、器械和设备;形成一批我国定制、国际认可的疾病诊疗指南、临床路径和干预措施;显著提升重大疾病防治水平,带动生物医药、医疗器械和健康服务等产业发展,加快推进深化医药卫生体制改革和医疗模式变革,推动建设"健康中国"。

在总体目标的基础上,我国精准医学的阶段目标分为五年目标和十五年目标。五年目标是:我国精准医学研究和临床水平位于国际前沿,部分具有中国特色的疾病诊疗水平引领国际发展;针对某种肿瘤、心脑血管疾病、糖尿病、罕见病分别创制出8～10种精准治疗方案,并在全国推广实施。十五年目标是:我国精准医学整体实现创新突破和临床应用带动相关企业发展;重点研究疾病的诊疗标准和指南;在精准医学主要研究单位和试点地区,我国重要肿瘤早诊率由目前的20%提高到40%;遏制新生儿出生缺陷率上升趋势,将新生儿出生缺陷发生率由5.6%降低到3.0%;主要心血管疾病的病死率和致残率降低10%。

2.4 转化医学

2.4.1 转化医学的概念

1992年,Choi在 *Science* 上首次提出"Bench to Bedside"(B-to-B)的概念;1993年,"转化研究"这一术语首次在PubMed上出现;1996年,Geraghty在Za/jcef提出了"转化医学"这一名词。转化医学的相关英文有translational research,translation science,translational medicine,translational medical research等不同提法。其中"translational research"在文献中的应用最为广泛,且绝大多数是指医学领域的转化型研究。但是

"translational research"的概念过于宽泛，一般认为如果特指医学领域的转化型研究，采用"转化医学"（translational medicine）更为准确。

转化医学到底是什么？2003 年，Zerhouni 在 *Science* 上发表的文章提出了"转化医学"的概念。转化医学主要涉及基础医学与临床应用间的双向转化过程，是基础医学与临床应用之间的桥梁，是循环式的科学体系。明确转化医学的定义，进一步完善转化医学的概念和内涵，制定出具有国际标准的定义是转化医学研究中的一项具有重大意义的任务。目前转化医学的概念还没有统一的国际标准，对于转化医学的认识，主流的观点是将"从实验室到临床使用的应用型研究"定义为转化医学，将在实验室获得的关于疾病病理及治疗机制的新认识开发出新的临床应用手段用于对疾病的诊断、治疗和预防等。然而，另有学者指出转化医学的概念还有新的内涵，即"将研究结果、结论应用到日常临床及健康保健工作中"，是一个将医学研究成果普及大众的过程。转化医学的实现需要有综合性转化医学团队共同完成。这一团队由转化医学中心或转化型研究机构、医院、预防与保健机构、社区服务机构、医药企业等综合构成。从广义上讲，转化型研究主要指基础研究与应用领域的双向转化过程的相关研究。转化型研究应用于医学领域就产生了转化医学。

随着研究的深入，一系列以转化医学为主题的会议逐渐增多，虽然国内尚未提出大型转化医学研究计划，但是各地区相继召开了一些转化医学的会议，并且成立了一些转化医学中心。2007 年北京协和医院在国内首次召开转化医学国际会议；2008 年温州医学院召开国际遗传学和转化医学学术研讨会；2009 年上海召开了主题为"转化医学的理论与实践探讨"的会议；2010 年杭州召开了"西湖医药国际会议——转化医学"大会，同时浙江大学医学院附属第一医院成立了转化医学中心。另外，我国政府也对转化医学给予了高度的重视和支持，《中共中央关于制定国民经济和社会发展第十二个五年规划的建议》《国家"十二五"科学和技术发展规划》《"十二五"期间深化医药卫生体制改革规划暨实施方案》、"健康中国 2020"战略研究等政策与规划，均对转化医学的发展给予重视。2013 年 5 月 24 日，德国凯杰（QIAGEN）公司和中国苏州生物纳米科技园宣布凯杰（苏州）转化医学中心正式投入运营，成为中国第一个商业性的转化医学机构。此外，由中国工程院院士王振义倡导的中国第一个转化医学中心获国家批复，于 2014 年在上海瑞金医院内建设了占地 6 万平方米的上海转化医学中心，以肿瘤、心血管疾病、代谢性疾病三大临床难题为重点，以实现多学科交叉合作，加速医学成果转化。

以"加快中国的医学模式转换，促进中国医药卫生体制改革"为主题的第 13 次香山科学会议于 2010 年 12 月 18—19 日在北京举行。会议执行主席、时任卫生部部长陈竺院士做了题为《推动转化医学发展，应对人民健康挑战》的主题评述报告。陈竺说，转化医学的目的是打破基础医学与药物研发和临床医学之间的固有屏障，在其间建立起直接的关联，从实验室到病床，把基础研究获得的知识和成果快速转化为临床治疗的新方法。陈竺强调，转化医学的核心，就是在从事基础科学发现的研究者与了解病人实际需求的医生之间建立起有效联系，特别集中在基础分子生物医学研究向最有效和最适合的疾病诊断、治疗和预防模式的转化。

《"健康中国 2030"规划纲要》指出，"要加强医药成果转化推广平台建设，促进医学成果转化推广"。2022 年 6 月 29 日,国务院常务会议决定"开展提升高水平医院临床研究和成果转化能力试点,促进提高医疗卫生服务水平"。近年来出台的一系列政策都表明了我们党和政府对转化医学发展的重视,全国的一些高校、医院、科研单位都成立了转化医学研究中心,甚至是企业也加强了在转化医学方面的投入,这说明转化医学在我国的发展是十分迅速的。

2.4.2 转化医学的课题设计

转化医学旨在基础研究与临床研究之间架起一座桥梁,强调从临床中发现问题,进行以某一个具体疾病为基础的研究,促进基础研究成果快速为临床医学服务。因此课题的选题设计也应是转化医学能否实现其临床应用的关键之一。多中心协作研究,加快临床试验是目前的一个趋势。

以转化医学为理念,选择正确的科研题目的首要标准是创新性。研究者应具有自主实践能力和创新能力,能从实践中汲取创新灵感,并将其凝练成为要解决的科学问题,然后回到基础医学的范畴进行机制机理的研究。同时,要从当前国民经济和社会发展的需求出发,选择能真正服务社会的课题。

转化医学课题设计应遵循以下原则:首先,要确定研究的目标是具有物质基础的,绝不能是空想;其次,确定在理论和实践中都有可行性后,就要集中精力聚焦目标,在设计中所做的一切考虑和所采用的所有方法都是为了能更快更准确地实现目标;最后,必须遵循从事研究类型本身的规律,把握其特有的性质。近年来,基因组学、蛋白组学的巨大进步,为我们提供了更有利的工具。如在试验研究阶段,关键在于试验设计三要素、四原则和设计类型高质量的安排和落实,而进入临床试验研究;关键在于伦理道德的考虑、受试者的纳入和排除标准的制定,受试者依从性的提高和临床试验实施过程中的规范化流程和质量控制。

转化医学的课题设计要关注以下几个问题,提升治疗效果。

1. 课题设计中的对照问题

任何事物间的差异都是通过比较而显示出来的,没有比较就没有鉴别。设置对照就是为了消除非处理因素的干扰和影响,使得试验结果更具有可比性、可靠性和说服力。

2. 课题设计中的随机化问题

随机临床试验是评价新药物治疗的主要工具,随机为治疗组和对照组提供了公正的比较。随机化的实际意义是指对所研究的试验对象的抽样、分组和实施的过程中均应该随机化。

3. 课题设计中的偏差问题

需注意误差对课题设计的影响。误差的出现可能是系统地或随机地引入。系统性或随机误差都会影响研究的结果。

2.4.3　转化医学与多学科交叉

　　生物科学的迅速发展,包括基因组学、蛋白质组学、分子生物学和生物信息学等前沿科学和技术的不断创新,为人类疾病发生发展机制的探究提供了新的思路与方法,促进了临床诊断和治疗技术的发展。由此转化医学应运而生,并成为当前医药学界迅猛发展的新兴领域之一。目前,转化医学的发展趋势不仅要求研究者实现"实验室与临床之间的相互转化",也强调要善于发挥各个学科的优势,多学科多层次交叉融合,协同作用,使得科学研究中得到的数据真正地应用于医疗领域;同时,达成了很多共识,即许多重要的健康问题,如糖尿病、心血管疾病和老年神经退行性疾病等,发病表型不同,病因十分复杂(包括高度相关的社会、心理和生物学因素),这些健康问题的性质已经突出了解决这些事项的效率问题的重要性。传统的单一机构已不能适应高效率解决问题的要求,迫切需要制定新的研究策略,然而这已超越了单一学科的学术边界,需将多种不同学科加以重新整合,才能更有效地解决重大健康问题。目前转化医学的多学科合作主要体现在基础研究到临床应用的过渡、多学科合作——疾病的预防和诊断、多学科合作——疾病的治疗和预后、多学科合作——药物研发等方面。

2.5　叙事医学

2.5.1　叙事医学的概念

　　随着医学用来诊断和治疗疾病的能力有了极大的提高,医生可以为自己能够医治曾经致命的感染、预防心脏病、治疗儿童白血病、进行器官移植而感到自豪。虽然我们取得了这样令人瞩目的技术成就,但医生有时会过于依赖技术,忽略人文关怀,不能认识患者的困境,不能与他们共情,不能在患者康复、与慢性疾病做斗争,以及面对死亡时与他们同在。患者悲叹医生不能倾听他们的心声,对他们的痛苦漠不关心。患者发现他们被从一个专家、一个治疗程序转到另一个专家、另一个治疗程序,他们也许在技术上得到了足够的治疗,但在面对疾病的后果和恐惧时却被抛弃。

　　单纯只依靠科学性医学会影响患者的治疗效果。医生在掌握越来越多的科学知识的同时,还需要学习倾听,尽最大努力理解疾病给患者带来的痛苦,尊重患者对于生命意义的理解,并为所看到的而感动,从而在行动中能够为患者着想。护士和社会工作者比医生更好地掌握了这些技巧,但所有的临床工作者都可以在临床实践中一起来强化这种做法。

20 世纪初,国外的医学教育只着重于技术层面,强调医学训练以专业知识为基础框架,并未将整体的人纳入临床实践视野。我们按时间顺序回顾,若以 2001 年丽塔·卡伦(Rita Charon)正式提出"叙事医学"概念为节点,可将叙事医学发展史分为两个阶段——叙事医学前期及叙事医学期,叙事医学前期是从 20 世纪 60 年代末 70 年代初到 2000 年,叙事医学期是指 2001 年至今。

自 1972 年起,美国发起了医学教育改革。部分医学院将文学列为正式课程,致力于将文学引入医学教育,提高医学生的人文素养。1977 年,美国医学家恩格尔(Engel)提出了"生物-心理-社会"医学模式,在不削弱既有的"生物医学模式"优势的前提下,为疾病的社会、心理和行为留出了空间。20 世纪 80 年代以来,叙事在医疗实践中的作用、叙事与医学伦理的关系等问题被学界广泛研究并达成了共识,即"临床知识和实践的本质是叙事"。医疗实践是解释性活动,需要将普遍性的专业知识与具有特殊性的个人案例相结合。如果医生只专注于医学技术与"标准"医学语言而忽略患者叙述的重要性,将会影响患者的治疗效果,因为患者视角的解释是丰富的、多维度的,叙事过程本身是多方参与的合作,是一种互惠的体验与互动。到了 20 世纪 90 年代,叙事医学理论与实践框架初步形成,叙事理论逐渐应用于临床诊断和治疗,医生的非虚构叙事日益增多,以至于 1999 年出现了一个全新的概念——基于叙事的医学(narrative based medicine),此为叙事医学(narrative medicine)的前身。直至 2001 年,丽塔·卡伦首次从人文医学角度提出了叙事医学的定义,使之成为独立学科。

丽塔·卡伦首次从人文医学角度提出叙事医学的定义,即"由叙事能力所实践的医学",而叙事能力被解释为"认识、吸收、解释并被疾病的故事所感动的能力"。这种能力可使医务工作者更好地认识患者和疾病,传递医学知识与人文关怀,与饱受疾病折磨的患者及其家属同在。

2.5.2 医学的叙事特征

1. 时间性

人类通过叙事盘点时间的流逝,这也是唯一能够考虑事件的时序、持续时间和时间顺序的讲述形式。对于诊断、预防、缓和还是治愈来说,时间都是医学的必要中轴,时间也是康复治疗中不可替代的成分——花时间来倾听、辨认和关心。

时间性是大部分诊治行为的基础。医生需要时间和持续性,来理解什么样的疾病正在折磨着患者,让疾病在时间内自己显现。

2. 独特性

叙事知识与通用知识-科学知识不同,它具有独特性、不可替代性和不可比较性。虽然语言学和符号学赋予文学研究组织原则——结构主义文论先驱曾希望破解文学作品的"密码",并基于可复制的过程理解它们,但这种希望现在已破灭,而文本仍然是不确定性的领域,充满新鲜、未知带来的喜悦。

3. 因果/偶然性

从定义上来说,叙事有情节,也就是说,它不仅宣布了一系列孤立的事件,而且认定它们之间存在着有意义的因果联系。叙事的渴望是理解事情发生的原因,以及通过动机或原因找到或想象事物之间的联系。甚至对于通过接受事物之间联系的缺乏来找到"意义"的、碎片式的后现代文本来说,情况也是如此。神话、传说、小说、历史记载以及病历中的入院单都是探寻事件的原因、目的、前事、后果,并将这些原因编码在情节之中。临床实践充斥着情节化,诊断本身就是努力将情节置于不连贯的事件和情形之上。

4. 主体间性

主体是认知的自我、行动的自我、观察的自我,用哲学家保罗·史密斯(Paul Smith)的话说,就是"意识的承担者,与这个世界是互动的"。因此,主体间性就是当两个主体,或者说两个真正的自我相遇时发生的情形,自我在与他者相遇中复活。

5. 伦理性

审视过讲者和听者(作者和读者)之间的主体间性关系,现在来认识叙事中的伦理关系。生命伦理学家和文学学者都写过叙事伦理,剥除了医疗卫生和文学研究之间的学科界限,来思考叙事行为引发的义务、故事提供的伦理远见、写作和阅读行为的伦理性。

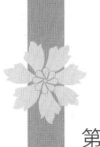

第 3 章 | 信息道德

+-+

3.1 信息伦理

+-+

3.1.1 信息伦理的基本概念

信息伦理(information ethics)是由计算机伦理和网络伦理发展演化而来的。简单来说,计算机伦理是用来调整与计算机活动相关的人与人之间关系的规范和准则;网络伦理是用来调整与计算机网络有关的人与人之间关系的规范和准则;信息伦理是调整信息活动中人与人之间关系的规范和准则。从三者的概念进行区分,可以发现信息伦理是立足于一般的信息或信息技术层面,而网络伦理中的互联网络是基于计算机的,且网络伦理一般不论及人工智能、专家系统等方面的伦理问题,但计算机伦理不能回避这些问题。所以,网络伦理和计算机伦理都包含在信息伦理之内,信息伦理涵盖计算机伦理和网络伦理。

目前学术界对信息伦理的概念尚未达成一致的看法,这是由于学者们站在不同的角度研究信息伦理。本书以沙勇忠在《信息伦理论纲》中对"信息伦理"的定义为准,即信息活动中以善恶为标准,依靠人们的内心信念和特殊社会手段维系的,调整人与人之间以及个人与社会之间信息关系的原则规范、心理意识和行为活动的总和。

3.1.2 信息伦理的基本组成

信息伦理不是由国家强行制定和强行执行的,而是在信息活动中以善恶为标准,依靠人们的内心信念和特殊社会手段维系的。信息伦理构成可概括为两个方面和三个层次。

所谓两个方面,即主观方面和客观方面。前者指人类个体在信息活动中以心理活动形式表现出来的道德观念、情感、行为和品质,如对信息劳动的价值认同,对非法窃取他人信息成果的鄙视等,即个人信息道德;后者指社会信息活动中人与人之间的关系以及反映这种关系的行为准则与规范,如扬善抑恶、权利义务、契约精神等,即社会信息道德。

所谓三个层次,即信息道德意识、信息道德关系、信息道德活动。信息道德意识是信息伦理的第一个层次,包括与信息相关的道德观念、道德情感、道德意志、道德信念、道德理想等。它是信息道德行为的深层心理动因。信息道德意识集中地体现在信息道德原则、规范和范畴之中。信息道德关系是信息伦理的第二个层次,包括个人与个人的关系、个人与组织的关系、组织与组织的关系。这种关系是建立在一定的权利和义务的基础上,并以一定信息道德规范形式表现出来的。例如联机网络条件下的资源共享,网络成员既有共享网上资源的权利(尽管有级次之分),也要承担相应的义务,遵循网络的管理规则。成员之间的关系是通过大家共同认同的信息道德规范和准则维系的。信息道德关系是一种特殊的社会关系,是由经济关系和其他社会关系所决定、所派生出的人与人之间的信息关系。信息道德活动是信息伦理的第三层次,包括信息道德行为、信息道德评价、信息道德教育和信息道德修养等,这是信息道德一个十分活跃的层次。信息道德行为即人们在信息交流中所采取的有意识的、经过选择的行动。根据一定的信息道德规范对人们的信息行为进行善恶判断即信息道德评价。按一定的信息道德理想对人的品质和性格进行陶冶就是信息道德教育。信息道德修养则是人们对自己的信息意识和信息行为的自我解剖、自我改造。信息道德活动主要体现在信息道德实践中。

总的来说,作为意识现象的信息伦理,它是主观的;作为关系现象的信息伦理,它是客观的;作为活动现象的信息伦理,则是主观见之于客观的。换言之,信息伦理是主观方面即个人信息伦理与客观方面即社会信息伦理的有机统一。

3.1.3　信息伦理的主要特征

科技伦理的观点:"技术不是价值中性的,会产生伦理效应。然而,它究竟产生善还是恶,取决于人对于这种伦理后果的自觉,取决于人的意志。"大数据时代哪种信息是属于善的信息,哪种信息属于恶的信息,信息产生、储存、传播等过程都涉及伦理问题,信息伦理较其他伦理有着它独有的特征。孙伟平和贾旭东在《关于"网络社会"的道德思考》中提出了信息道德的三大特征:自主性、开放性、多元性。

第一,自主性。大数据环境下,信息生产速度快、变化快,信息的存储载体多、方式多,信息的传播速度快、模式多,获取信息的途径也多。每个信息的生产者也可以是信息存储者、传播者,信息存储者和传播者也可以是信息的生产者,每个信息主体都可以在信息角色中变化和转化。他们不但是组织者,也是参与者。在立法相对滞后的信息市场化中更多时候是靠信息参与者的自我约束。他们的道德是自发自觉形成的,自主性更多,依赖性更少。

第二,开放性。大数据信息量大,内容纷繁复杂,是由很多的信息主体参与共同完成的。不同的信息主体有着不同的思维模式、价值观念、道德水平。信息主体在大数据平台,可以随意生产信息,可以自主地表达自己的意愿,也能够包容和接纳他人信息,达到共享和开放。

第三,多元性。大数据时代,可以说大数据信息犹如汪洋大海。信息来源于不同的信息主体,也来源于世界的各行各业,来源于不同角落,有着不一样的内容、不一样的特点、不一样的价值、不一样的评价标准。生产的信息可以是"善"的,也可以是"恶"的;可以是自己的,也可以是别人的。信息主体存在多元化,要保证大数据正常发展,让所有公民都能享受大数据信息带来的便利,必然要接受信息的多元化。

3.1.4　信息伦理的主要问题

当今社会是大数据快速发展的时代,由于大数据技术本身还需完善和使用大数据信息的主体道德素质高低不同,出现了部分破坏大数据环境的现象,使得大数据信息在使用过程中陷入伦理困境。结合目前社会现实状况,下面从伦理学视角分析大数据时代信息伦理问题产生的原因。

1. 信息造假和恶意传播消减社会信任

随着大数据的发展,保证数据信息真实有效是首要条件,数据信息真实性直接影响信息采集的真实性,对后续大数据信息使用和传播有着极大的影响。在实际生活中,确实存在信息造假问题。有部分信息生产者为保护自身隐私或达到某种目的,有可能生产的就是虚假信息,甚至盗用他人信息进行虚假加工。信息采集员可能受到经济利益诱导和他人的强加干扰,更改信息源,混淆信息源真伪。在大数据的发展中,信息传播起到极大作用,信息传播速度越快,信息更新和使用越快,对各行各业发展乃至社会进步都有益处。正是由于信息传播有着速度快的特性,一旦出现恶意传播,后果不堪设想。信息言论自由是公民的基本权利,随着经济条件越来越好,国家越来越发达,公民的自主意识越来越强,个人随意性也越来越强。在大数据这个网络虚拟平台里,有人认为自己有发表言论、传播信息的权利,可以不顾道德约束,随意或者肆意发表言论传播信息。

2. 隐私窃取和泄露损害人格

大数据时代,不法分子会利用大数据技术漏洞,运用非法手段,窃取他人隐私,为自身牟取利益和财富,损害他人隐私及经济利益。所以个人信息安全在大数据时代显得更为重要。不法分子非法入侵大数据信息储存载体,如手机、电脑、网站及各种注册个人信息的软件等,获取数据库信息进行黑市交易或者造假再生产,特别是对于个人隐私信息,包括电话、姓名、职业、住址、喜好、购物、信贷等多种信息。隐私泄露表现在两个方面:一方面是泄露自己的隐私。有因缺乏自我保护意识,把个人信息随意告诉他人,也有被迫泄露自己隐私的。例如有些应用软件设置了读取使用个人信息功能,若消费者不同意读取个人信息,就不能使用该软件,使用者为享受大数据带来的诸多便利,被迫泄露个人隐私。另一方面是泄露他人隐私。大数据时代获取他人信息比报纸、广播电视等传统媒介获得他人信息速度更快、更多,渠道更广。有部分人在利益面前,通过不正当手段获取他人隐私,泄露的信息无法正常掌控,只能任由他人传播。

3. 信息分配不公平导致数据权利不平等

所谓信息不公平,蒋永福教授的观点是"信息不公平指不同信息主体之间配置和占有信息资源的不对等、信息使用的不均衡导致的信息主体之间经济和社会地位差距大,因为差距大又引起信息垄断、信息霸权等更多的不平等"。信息分配不公平和信息主体差异化都会导致信息不公平。

在大数据时代,信息分配不公平,会导致部分大数据信息只属于某个人、某团体、某地区等,其他人员不能享有。大数据信息分配过程中突出信息主体的职业、经济、性别等因素作为获取信息的决定要素,而这些要素又不是个人能够决定和控制的,这样直接导致了公民获取信息不平等,也就是权利的不平等。地区差异带来的信息分配不公平,让地区差异越来越大,地区文化和经济会形成自我保护,导致地区和地区之间经济、文化差距更大。这种不公平的信息分配还会造成信息垄断,让部分信息主体依法并合规地拥有信息专属权。信息垄断可以分为市场竞争中的信息垄断和非市场竞争中的信息垄断,信息分配不公平形成的是非市场竞争的信息垄断,会刺激甚至扰乱市场竞争中的信息垄断行为。整体来讲,信息分配不公平就是剥夺了部分主体获取信息的机会,让部分主体丧失了信息权利,会造成地域独立、团体对立、利益冲突等社会问题,影响社会稳定。

4. 信息分化影响社会公平

信息不公平,导致贫富差距拉大,随之又进一步加大信息不公,这是恶性循环,更是动态循环。大数据越发展,信息不公平现象越明显,这个现象最明显的体现就是信息分化。经济实力的高低会造成人们信息消费水平、信息投资能力和信息化生产方式的巨大差别。收入差距存在并且不断加大的趋势下,人们之间的信息分化不可避免。此外,在大数据主体主动获取信息上也是有差距的:一方面占有大量信息的主体用信息收获利益,会更加拼命获取信息、利用信息获得收益,财富会越聚越多;相反信息贫乏者、社会层次低者、社会弱势群体等本身接收信息途径少,接受社会分配的信息少,当然用信息获得利润就少,如此循环,贫富差距越拉越大。另一方面把信息作为商品售卖会让更多信息主体为了追求高额利润,不顾法律道德,在信息获取少或者困难时,采取非法手段窃取他人信息,对他人信息再加工或者为了引起关注成为信息热点,不惜制造虚假信息等。社会经济越发展,大数据信息市场越成熟,社会和相关政策越会倾向于信息经济,但是信息经济越发达,信息分化也会随之严重。

3.2 信息法律

3.2.1 信息法律的基本概念

关于信息法律,目前最完整的定义是:信息法律是在调整信息活动中产生的各种社会关系的法律规范的总称。其调整对象是在信息活动中产生的各种社会关系,如信息获取关系(或称采集、收集)、信息加工处理关系(或称整理)、信息传播关系(或称传递、传输和信息存储,或称保留、存储关系)等。信息法律的内容包括知识产权法、信息安全法、信息公开法、电子商务法、新闻出版与传播法、有关计算机犯罪的法律等等。

3.2.2 信息法律与信息伦理的关系

比较信息伦理与信息法律的关系,可以发现两者最根本的区别是自治与他治的问题。"自治",意味着对自己的行为进行自我约束和自我调整,即内在约束;"他治",则意味着有针对外在行为统一而明确的管理标准和决策,即外在强制。信息法律与有组织的国家强制密切相关,专门机构、暴力后盾、程序设置、行为对象、物质结果构成其外在强制标志。它以权利、义务为实质内容,有明确的行为模式和法律后果。信息伦理并非依靠专门机构权威性的力量保证,它在本质上是良心和信念的自由,主要依靠社会舆论的力量、人们的内心信念、良知、传统和教育的方式来维系,无特定、具体的表现形式,通常会体现为一定的舆论、传统和典型行为。

另外,信息法律与信息伦理之间是相互关联的,它们相互组合有四种情况。

首先,我们看符合伦理规范且合法和不符合伦理规范且不合法这两种情况。我们知道信息法律和信息伦理是作为维系信息活动秩序的两大支柱,它们所调整的社会关系在内容上有一定的重合。由上述两种情况可以推出,在这些关系中,信息法律要求和鼓励的行为也是信息伦理培养和倡导的行为,而信息法律禁止和制裁的行为也是信息伦理所禁止和谴责的行为。也就是说,信息法律和信息伦理有共同的目标,即共同约束、规范信息行为,保障信息领域的正常秩序,最终达到使信息社会良性运转和协调发展。

其次,符合伦理规范但不合法和不符合伦理规范但合法这两种特殊情况,可以理解为对于符合信息伦理但不合法的行为,信息法律可以加以制裁。对于合法却不道德的信息行为,信息伦理可以予以规范。由此可以看出,信息伦理与信息法律之间具有相互补充的关系。相对于社会信息问题的具体多变和千态万状,信息法律在全面性和适应性方面存在一定的不足,而伦理的调整范围几乎覆盖社会生活的每个领域。所以对法律无法涉及的信息行为,信息伦理可以通过社会谴责、舆论力量等形式来加以规范。同样,由于信息伦理的软约束性,又可依赖信息法律的强制力来惩罚和遏制那些恶意的信息行为。由此,两者之间相辅相成,强化和巩固了它们对社会的规范调控作用。

最后,信息伦理在一定条件下可以实现法律化。信息伦理为信息法律提供精神支柱和道德基础,诸如正义、平等、公平等信息法律原则,其本身就是人类伦理观念的组成部分,因此,一些具有稳定性的信息伦理能够上升成为信息法律。虽然信息法律在其立法进程上有明显的滞后性,常是在某种信息行为造成严重的后果后,国家才会着手研究相关的立法和制裁问题,但这一过程对于弥补信息法律的不足以及加强信息法制的建设完善具有重要的意义。

3.2.3 信息法律的主要内容

从世界各国信息立法的进展以及社会信息化秩序建构的需要来看,信息法律应包括以下一些基本内容：

1. 信息作品著作权

信息作品是指具有信息特征和作用的作品。它对一定事物进行描述，反映事物的状态或特征。信息作品具有资源性、共享性、传播性、商品性、时效性和无形性等特征，能够带给人们精神上的享受，也带来经济效益和社会效益。众多信息作品都是智力活动的成果，是知识财产。同时，信息作品又极易被复制、传播，极易给作者带来损失。著作权法就是为了调整作品作者、作品使用者以及公众之间的利益矛盾而产生的法律制度。

随着网络的普及和信息技术的飞速发展，网络环境中信息作品的著作权问题日渐突出。尤其是计算机程序、数据库、多媒体等多种形式的新型电子信息作品，它们与著作权法所保护的传统作品相比具有一些新的特点，也带来一些新的问题。因此，需要对现有的著作权进行适当的修改和补充，使其适应对网络信息作品的法律保护。

2. 信息传播法律制度

信息传播对于信息社会，犹如血液流动于人的身体。信息传播的法律规范，在我国主要体现在对信息传播主体的组织规范方面和信息传播主体的权利义务规范方面。这些法律包括大量的办法、条例，是信息传播主体的行为依据。到目前为止，我国颁布的这类法律规范涉及著作权保护、新闻出版及广告、国家安全、网络等各个方面。

近年来，我国网络方面的立法进展迅速，主要包括《中华人民共和国计算机信息系统安全保护条例》《中华人民共和国计算机信息网络国际联网管理暂行规定》《电子出版物出版管理规定》《中国公众多媒体通信管理办法》《计算机信息网络国际联网安全保护管理办法》《中华人民共和国网络安全法》等。其中《中华人民共和国网络安全法》作为我国第一部全面规范网络空间安全管理方面问题的基础性法律，是我国网络空间法治建设的重要里程碑，是让互联网在法治轨道上健康运行的重要保障。

3. 信息获取和信息消费法律制度

信息获取和信息消费是信息利用的重要形式。信息获取权是一个仍存在不同认识的概念。一般认为，信息获取权有狭义和广义的理解。狭义的信息获取权是指为保证公民政治权利的实现，公民有权获取政府机关依职权产生、收集、归纳、整理的信息。广义的信息获取权是指信息主体依法获得政府信息、企业信息、公共机构及公益组织信息的权利。有些学者认为，信息获取权还应包括对某些私人信息的获取。私人信息的获取包含两种情形：一是私人有权利获取他人、政府机关和其他组织掌握的有关其本人的信息；二是指公众有权获取特定的私人信息，例如政府机关的某些工作人员的私人信息。也就是说，广义的信息获取泛指对一切可依法共享的信息的获取。

信息消费，是指人们使用信息资料满足生产和生活需要的过程，换句话说，信息消费包括信息资料的使用过程，即对信息内容的吸收和利用，以及信息需要的满足过程，即保证吸收的信息与需要相匹配。在我国，信息消费的提出和研究时间较短，法律上还没有直接的规定。但是，信息消费中的生活性消费应当适用《中华人民共和国消费者权益保护法》，信息商品的质量管理适用《中华人民共和国产品质量法》等。

4. 信息技术专利权

信息技术的高智力性、高风险性和高商业性决定了对其知识产权予以保护的必要性。而且这种保护不能仅仅停留在思想的表达形式上，还必须保护思想本身。在知识产权制度中，著作权保护是对技术思想的表达形式，例如技术报告、设计图纸、计算机软件和专著等进行法律保护的有效方式，而专利权保护则是对信息技术方案实施法律保护的最有效方式。所谓专利权，是国家专利机关根据专利法的规定，授予专利申请人对某项发明创造所享有的在法定期限内的专有权。

5. 信息安全与计算机犯罪

信息安全与计算机犯罪是当前信息立法的热点。随着信息技术的发展和互联网的普及，计算机犯罪数量急剧增加，犯罪手段多样化、智能化，单纯用技术手段难以防范计算机犯罪的发生。因此，在保证信息系统开放的前提下，各个国家均采取法律手段保障计算机系统和信息网络的安全，预防和打击计算机犯罪。以美国为例，其在信息安全领域制定了众多的法律法规。除 1980 年颁布的旨在对计算机安全进行宏观规划指导的《计算机安全法》外，还有《可信计算机安全评价标准》《电信法》等。由于信息安全已成为信息时代综合国力、经济竞争实力和生存能力的重要组成部分，从国家安全的高度制定、实施信息安全政策与法规，以构筑完整的国家信息安全体系，已成为近年来国际上信息安全立法的一个重要趋势。

3.2.4　我国信息法律现状

我国信息化的发展速度十分惊人，单从网民数量看，已于 2008 年跃居世界第一。国家也制定了《2006—2020 年国家信息化发展战略》，明确了我国信息化发展的指导思想、战略目标和战略重点。但在信息立法方面，我国在个人信息保护、信息产权与信息交易、信息公平发展等多个领域尚显不足，亟待完善。

1. 政府信息公开立法

我国的政府信息公开法是 2007 年 4 月 5 日公布，2019 年 4 月 3 日修订，自 2019 年 5 月 15 日起施行的《中华人民共和国政府信息公开条例》，共 56 条，是目前我国信息立法领域最显著的成果。

2. 信息产权和信息交易立法

我国在信息产权方面的立法，先后颁布实施了《中华人民共和国商标法》《中华人民共和国专利法》《中华人民共和国著作权法》《计算机软件保护条例》《计算机软件著作权登记办法》《关于制作数字化制品的著作权规定》等。同时为与国际信息市场接轨，我国先后加入了世界知识产权组织及《保护工业产权巴黎公约》《世界版权公约》《商标国际注册马德里协定》《保护文学艺术作品伯尼尔公约》《专利合作条约》等国际性知识产权保护公约。在信息交易方面，《中华人民共和国民法典》由中华人民共和国第十三届全国人民代表大会第三次会议于 2020 年 5 月 28 日通过，这是中华人民共和国成立以来第一部以"法典"命名的法律。《民法典》在数据、网络虚拟财产、电子合同、个人信息保护与网络侵权责任等方面进行了规定,回应了近年来网络生态治理过程中所产生的诸多问题,为规范网络空间中不同主体的行为、提高网络综合治理能力提供了一种法律手段。

3. 个人信息保护法

2004 年以来,我国陆续修正或出台的《宪法》《民法通则》《合同法》《居民身份证法》《档案法》《民事诉讼法》《刑事诉讼法》《行政诉讼法》《商业银行法》《互联网电子邮件服务管理办法》《个人信用信息基础数据库数据金融机构用户管理办法(暂行)》《短信息服务规范》等法律法规,都在其相关条款中不同程度地涉及了个人信息保护的立法问题。2005年,中国人民银行又通过了一个有关个人信用信息管理及保护的专门性规章《个人信用信息基础数据库管理暂行办法》。该办法对个人信用信息的收集、处理、利用、流通等皆做了较为详细的规定。我国个人信息保护法已纳入立法规划,2021 年出台了《中华人民共和国个人信息保护法》。2009 年 2 月 28 日公布实施的《中华人民共和国刑法修正案(七)》,在《刑法》第 253 条后增加一条,作为第 253 条之一:"国家机关或者金融、电信、交通、教育、医疗等单位的工作人员,违反国家规定,将本单位在履行职责或者提供服务过程中获得的公民个人信息,出售或者非法提供给他人,情节严重的,处三年以下有期徒刑或者拘役,并处或者单处罚金。窃取或者以其他方法非法获取上述信息,情节严重的,依照前款的规定处罚。单位犯前两款罪的,对单位判处罚金,并对其直接负责的主管人员和其他直接责任人员,依照各该款的规定处罚。"

4. 信息安全立法

我国在 1997 年《刑法》第 285 条设立了非法侵入计算机信息系统罪,《中华人民共和国刑法修正案(七)》中又增加了"违反国家规定,侵入前款规定以外的计算机信息系统或者采用其他技术手段,获取该计算机信息系统中存储、处理或者传输的数据,或者对该计算机信息系统实施非法控制""提供专门用于侵入、非法控制计算机信息系统的程序、工具,或者明知他人实施侵入、非法控制计算机信息系统的违法犯罪行为而为其提供程序、工具"两种行为作为构成侵入计算机信息系统罪的法定情形,清除了以往司法实践中打击网络"黑客"的法律障碍。《刑法》第 286 条规定了破坏计算机信息系统罪。此外,1994 年2 月 18 日由国务院颁布施行的《中华人民共和国计算机信息系统安全保护条例》、1997 年12 月 16 日由公安部发布的《计算机信息网络国际联网安全保护管理办法》、2000 年 4 月26 日由公安部颁布实施的《计算机病毒防治管理办法》等法律法规对侵害信息安全的计算机犯罪行为也有具体规定。

2009 年通过的《中华人民共和国刑法修正案(七)》中有两项关于侵犯个人信息犯罪的罪名,分别是"出售、非法提供公民个人信息罪""非法获取公民个人信息罪",2015 年《中华人民共和国刑法修正案(九)》中合并成为"侵犯公民个人信息罪",规定违反国家有关规定,向他人出售或者提供公民个人信息,情节严重,就可构成犯罪。相比较于《中华人民共和国刑法修正案(七)》扩大了犯罪主体,明确了责任的承担。2017 年 10 月 1 日开始生效的《中华人民共和国民法总则》第 111 条明确规定:"自然人的个人信息受法律保护。任何组织和个人需要获取他人个人信息的,应当依法取得并确保信息安全,不得非法收集、使用、加工、传输他人个人信息,不得非法买卖、提供或者公开他人个人信息。"2017 年

6月1日起实施的《中华人民共和国网络安全法》明确加强信息安全保护,打击网络诈骗,确定了个人信息运用和保护的原则。

3.2.5　我国信息立法存在的问题

第一,信息立法还缺乏整体的体系架构,表现在:没有统一的有关信息立法的主管部门;信息法律尚未成为法律体系中的独立分支;对信息法学还缺少深入的理论研究;法律的制定和执行条块分割严重,很多颁布的法律仍带有鲜明的部门特色。

第二,从现有具体的法律内容上看,存在不少缺漏。尽管在《中华人民共和国民法典》中,对数据、网络虚拟财产、电子合同等方面进行了规定,但是还不能完全满足数据时代快速发展的需求。在网络信息市场缺乏明确的交易规则、合理的价格体系和具体可行的信息行业标准和行为规范,对网络市场中的垄断行为和不正当竞争行为没有明确的界定,对信息污染也没有一个明确的处罚标准。

第三,对民众的信息普法工作还很薄弱。国民的信息守法、维权意识淡薄。

第四,地区发展不平衡。北京、上海等信息产业发达地区与西部地区在信息化发展水平上存在较大差异,反映在信息立法上就是立法数量和立法水平的较大差异。

3.2.6　我国信息立法的对策

针对我国的现状,未来信息立法的重点是:抓紧对现有法律、法规的修订,适应国家信息化发展的需要;抓紧制定和出台各种法规及配套的管理条例,以形成较完善的法规体系,通过法律手段营造一个公平、合理、有序的竞争环境;还要加快建立、健全相关的执法体系和监督体系。

未来信息立法的法制体系框架应主要包含以下内容:

(1)关于信息获取的法律。该法律系列用来规范机构、个人获取信息的权利和义务,包括信息的采集、存储、传输和利用。

(2)关于知识产权保护的法律。随着经济全球化进程的深化,如何在全球知识产权规则下既要尊重他国法规又要加强自我保护是我们亟待解决的问题。因此,关于著作权、版权、商标、集成电路和新生物物种等方面的知识产权问题都需要在未来信息法律体系中予以考虑。

(3)关于信息安全、反信息犯罪的法律。需要整合目前零散的关于信息安全的规定、信息犯罪的界定,出台完整的信息安全和反信息犯罪的法律。

(4)关于电子商务的法律系列。电子商务作为未来商业模式的重要发展方向,要保证并促进其健康发展必须法制先行。在电子商务的法律系列中要包括:电子商务的交易法规、主体法规、市场秩序的法规,电子商务的知识产权法规、安全保密法规,电子商务金融法规,等等。

(5)关于共享信息资源和信息服务的法律。要规定关于作为公共财富的信息资源如何保护和获取的问题,以及关于信息提供服务、传输服务、内容制作、信息咨询服务等的管理条例或法规。

3.3　信息道德规范与评估

随着信息技术的迅猛发展与应用、计算机和国际互联网的日益普及,整个社会信息化和网络化的特征越来越明显。因特网极大地促进了人类文明进步,它在促进社会经济、文化和人们生活方式变革的同时,又使社会遇到了前所未有的冲击和挑战,也引发了大量的道德问题和伦理困境,诸如侵犯隐私权、侵犯知识产权等,这些信息化发展带来的一系列道德伦理问题已经严重地影响人们生活及和谐社会的构建。同生态问题、人口问题、生命问题一样,信息伦理问题也是人类共同面临和关注的全球性问题。

伦理学是以道德为研究对象的学科。"伦"是指人与人之间的关系,"理"是道理与规则,"伦理"是指通过社会舆论、个人内心信念和价值观以及必要的行政手段,调节人与自然、个人与社会关系的行为准则和规范的总和,同时也是个人自我完善的一种手段、一种目标。

信息伦理又称信息道德,是调节信息生产者、信息服务者、信息使用者之间相互关系的行为规范的总和,它是信息社会中基本的伦理道德之一。其基本内容包括:信息交流与传递目标应与社会整体目标协调一致,承担相应的社会责任和义务,尊重知识产权,尊重个人隐私,遵循信息法规和抵制各种各样的违法、淫秽、迷信、反动信息等。

3.3.1　网络道德失范现象

所谓网络道德失范,是指网络社会生活中基本道德规范的缺失与不健全所导致的社会道德调节作用的弱化以及失灵,个体的道德行为暂时出现某种程度失控的状况,并由此产生整个网络社会行为层面的混乱和失序。目前,网络道德失范现象正以各种各样的方式表现出来,给人类正常的生产生活带来非常严重的影响。

网络道德失范现象主要表现在以下几个方面:

1. 信息超载

信息超载又叫信息过剩,指个人或系统所接收的信息超过其处理能力或有效应用的情况。在信息量激增的状态下,面对数量巨大、内容庞杂无序的信息,不但不能消除人们认识中的不确定性,反而使人无所适从。信息爆炸带来的信息超载、垃圾短信和垃圾邮件给处理和有效利用信息带来严重的危害,造成信息浪费,甚至导致信息疾病,造成严重的社会和心理问题。正如有关专家所指出的"大量无序的信息,不是资源,而是灾难"。如今信息量已经远远超过了人们的信息处理能力,并成为一种严重的社会负担。

2. 信息污染

由于网络（包括计算机网络和移动通信网络）具有数字化和虚拟性，再加上目前网络方面的法律条文不够健全，在网络中，存在各种各样的信息污染。信息污染主要是指虚假、错误、色情、暴力、恐怖、迷信等信息。信息污染不仅影响人们对有用信息的利用，而且带来网瘾、人际关系冷漠等许多社会问题。近年来短视频风靡，中国互联网信息中心（CNNIC）第45次《中国互联网络发展状况统计报告》显示，截至2020年3月，中国网络视频用户规模为8.50亿，占网民总数的94.1％。其中，短视频用户数量达到7.73亿，占网民总数的85.6％。诸如抖音、快手等短视频App已经成为大多数人不可或缺的娱乐和社交手段，也造成部分人对短视频的过度依赖，造成短视频成瘾的现象。同时短视频的内容参差不齐，存在各种信息污染，给人们的生活、学习及身心健康造成了极大的危害。

3. 个人隐私

个人隐私作为人的基本权利，应得到充分的保障。对个人隐私权的保护是对人性自由和尊严的尊重，是一项基本的社会伦理要求。随着网络功能的强大，个人数据的收集与利用更为方便和快捷，网络隐私权的侵权者往往出于各种各样的目的运用形形色色的手段，对网上用户的个人隐私信息进行非法收集甚至盗取，匿名在网上散布谣言，肆意攻击，侮辱他人人格。轻者个人隐私权被侵犯，重者人身安全还会受到威胁，个人隐私面临空前威胁。

4. 知识产权

信息技术使得知识和信息产品容易被复制，且监控和约束十分困难。搜索引擎的出现使得互联网上各类文字、图片甚至音像信息唾手可得。目前由知识产权保护而引发的法律和道德问题越来越复杂。而知识产权的保护界限处于较模糊的状态。据统计，每年有关著作权、技术专利侵权和软件盗版等所涉及的金额已达数亿元人民币。

5. 信息失衡

在信息社会里，人们享有获取所应该获取信息的权利，包括信息技术、信息设备以及信息本身的获取。但是在现实生活中，由于经济发展的不平衡，信息传播媒介发展也不平衡，经济发达的国家和地区有更多的优势和条件以更快的速度、更广的渠道占有和使用信息，进而利用信息创造更多的经济财富；而经济落后的国家和地区则处于弱势，使经济的发展更加迟缓。这种国家与国家之间、地区与地区之间经济和信息技术发展的不平衡，造成了人们获取信息的能力出现了严重的两极分化。

6. 信息安全

近年来，网络安全事故频发，从常见的社交软件盗号攻击、超星学习通泄露学生信息数据，再到勒索病毒盛行使公司网络瘫痪、美国"酸狐狸"平台获取国家上亿机密资料等。全球互联网合作加深，黑客的攻击也日渐狡诈。"黑客"是英文"hacker"的音译，原指热衷于电脑程序的设计者，是网络空间中当之无愧的技术高手；现在一般指那些未经授权而随意进入他方网络系统，破坏、扰乱、篡改、删除网络程序，读取或变更数据及程序文件的人。到目前为止，已知黑客攻击手段多达500种，黑客及其行为对网络信息、网络安全构成了巨大的威胁，扰乱了网络社会的基本秩序，给人们造成了物质、精神或心理上的损失，因而是一种严重不道德的网络行为。

现如今黑客入侵成本降低,攻击方式更先进。美国福布斯网站也提到 2023 年最值得警惕的三大威胁网络安全事件:网络钓鱼、恶意链接、供应链攻击。黑客和计算机病毒是信息安全的巨大隐患,其给个人和国家带来了不可估量的损失。

7. 信息犯罪

信息犯罪是指利用信息技术故意实施的严重危害社会、应负刑事责任的行为。信息犯罪的类型多种多样,最常见的主要有:信息窃取和盗用、信息欺诈和勒索、信息攻击和破坏、信息污染和滥用。信息犯罪给国家安全和主权、知识产权以及个人信息权等带来了巨大的威胁,并日益成为困扰现代人们生活的又一社会问题。

3.3.2　信息伦理规范和信息道德的培养

网络赋予人们自由,也正因为这种自由才使得网络具有持久的生命力。但是自由是一个相对的概念,并不是毫无限制的自由,如果我们的自由妨碍了他人正常的工作和学习,就是不道德的行为。

个人信息伦理规范是以一定形式规范、制约信息行为者的行为,反映社会对信息行为者的道德要求,一般以条文的形式从外部给予信息行为者明确的认识。许多国家的计算机和网络组织制定了相应的行为准则,以此来规范人们的网络行为。其中影响较大的是美国计算机伦理学会制定的"计算机伦理十戒":①不应用计算机去伤害他人;②不应干扰他人的计算机工作;③不应窥探他人的文件;④不应用计算机进行偷窃;⑤不应用计算机做伪证;⑥不应使用或拷贝没有付钱的软件;⑦不应未经许可而使用他人的计算机资源;⑧不应盗用他人的智力成果;⑨应该考虑所编程序的社会后果;⑩应该以深思熟虑和慎重的方式来使用计算机。

我国为了适应信息产业的发展和信息犯罪增加的形势,加快了信息立法的步伐,从1992 年以来针对不同的领域制定了一系列的法律法规,如《中华人民共和国计算机软件保护条例》《中华人民共和国计算机信息系统安全保护条例》《中华人民共和国无线电管理条例》《关于惩治侵犯著作权的犯罪的决定》《中华人民共和国计算机信息网络国际联网管理暂行规定》《中国公用计算机互联网国际联网管理办法》《中国公众多媒体通信管理办法》《计算机信息系统安全专用产品检测和销售许可证管理办法》《计算机信息系统安全专用产品分类原则》《中华人民共和国计算机信息网络国际联网管理暂行规定实施办法》《中国互联网络域名注册暂行管理办法》等,这为高等学校对大学生进行信息伦理道德培育提供了相应的依据。

目前,我国大学生上网成瘾并非个别现象,这对大学生的身心健康、人身安全及人格意识和思想等都造成了严重影响。因此,必须在大学生中开展网络伦理道德和网络法制的教育,使学生具备网络法治意识,树立正确的信息道德观念,能科学合理地使用网络信息资源;规范网络利用行为,指导学生处理好网络与现实的关系,提高大学生的信息素养和识别、抵制负面信息的能力;唤起大学生自我教育、自我完善的欲望。

总之,在信息世界中,大学生面对网络的诱惑,要懂得"勿以恶小而为之,勿以善小而不为"的深刻道理,要传承中华文明,养成上网"自省"和"慎独"。

3.4　学术不端行为

3.4.1　学术不端的界定

在涉及教育界和学术界的学术不良行为时,一般称"学术失范"、"学术不端"或"学术腐败"。

学术失范主要是指学者违背学术规范所犯下的技术性过失。学术不端是指在学术研究过程中出现的违背科学共同体行为规范、弄虚作假、抄袭剽窃或其他违背公共行为准则的行为。学术失范与学术不端行为的最大区别在于,前者是因知识缺乏或学术不严谨而引起失误;后者则是明知故犯,企图不劳而获,或少劳多获,使自己利益最大化。最重要的是,后者侵占他人的知识产权,触犯《中华人民共和国著作权法》。

学术腐败主要是指学者或其他人凭借权力为自己谋求学术利益及其他利益,主要包括涉案者在成果评奖、申请科研项目、论文答辩、学位授予、项目评审、职称晋升、论文发表、著作出版等各种学术活动中的以权谋私。学术不端与学术腐败的最大区别在于,前者不涉及任何权力,后者则完全是权力运作的产物。

3.4.2　学术不端行为的主要表现

学术不端行为主要分为四类:抄袭、剽窃、侵吞他人学术成果;伪造或篡改数据、文献,捏造事实;篡改他人学术成果;其他。"其他"主要包括一稿多投、不当署名、一个学术成果多篇论文发表、参考文献使用和著录不规范、雇"枪手"写论文等。

1. 抄袭、剽窃、侵吞他人学术成果

抄袭和剽窃虽然在语义上存在程度的区别,但在实际中,二者没有清晰的界限,所以在《中华人民共和国著作权法》中,抄袭和剽窃被规定为同一性质的侵权行为。美国现代语言联合会的《论文作者手册》把"剽窃"(或"抄袭")定义为:"剽窃是指在你的写作中使用他人的观点或表述而没有恰当地注明出处。这包括逐字复述、复制他人的写作,或使用不属于你自己的观点而没有给出恰当的引用。"因此,一般认为使用别人的文字或引用别人的观点又没有注明出处的,就是抄袭和剽窃。

我国过去曾规定合理引用他人作品不能超过自己作品的 10%,在实际操作时发现这一严格的"数量"规定在许多情况下不完全合理。鉴于此,《中华人民共和国著作权法》及随后出台的《中华人民共和国著作权法实施条例》都没有给定"数量上的界定标准"。目前,出版界在抄袭行为界定上通行的数量标准是:待判断作品中与原作品文字重合度不超过待判断作品文字总量的 30％。

2. 伪造或篡改数据、文献,捏造事实

伪造或篡改数据、文献,捏造事实类学术不端行为,是指不以实际观察和试验中取得的真实数据为依据,而是按照某种科学假说和理论演绎出的期望值,伪造虚假的观察与实验结果。一般有伪造实验数据和样品、伪造证据等形式。具体的行为包括主观取舍数据,篡改原始数据,编造实验数据。

伪造或篡改数据、文献,捏造事实类学术不端行为的特点是新研究成果中提供的材料、方法、数据、推理等方面不符合实际,无法通过重复试验再次取得,有些甚至连原始数据都被删除或丢弃,无法查证。

3. 篡改他人学术成果

篡改他人学术成果是指未经著作权人同意,擅自删减、修改其学术成果。学术成果是著作权人思想的真实反映,关系到著作权人的声誉和社会影响。

一般著作权人是不允许他人歪曲、篡改自己的学术成果的。《中华人民共和国著作权法》第 10 条第 4 项规定:著作权人享有"保护作品完整权,即保护作品不受歪曲、篡改的权利"。

4. 其他

(1)一稿多投。为了提高论文的命中率,研究者一稿多投成了公开的秘密。一稿多投是指同一作者将同一篇论文,或者是题目不同而内容相似,同时或几乎同时投给多家学术刊物同时发表或先后发表。这种行为被认定为违反学术道德。原因在于它浪费了编辑的时间和精力,浪费了刊物及刊物购买者的资金,并易引起期刊之间的产权纠纷。高校学生尽管发表文章数量较少,但对一稿多投的不端行为也应引起注意。

(2)不正当署名。署名权是作者在自己作品上标示姓名的权利。法律禁止在他人作品上随意署名,即使作者本人在自己的作品上署他人姓名,也是无效法律行为。不正当署名包括:无端侵占他人成果,使该署名者不能署名;无功者在作品中"搭便车";擅自在作品上标示知名作者姓名,抬高自己作品的声誉。高校大学生有经常与老师一起做课题的机会,在论文署名上应该注意。

(3)论文参考文献使用和著录不规范。参考文献是在学术研究过程中对某一文献的整体参考或借鉴,是学术研究和论文撰写的基础资料。

(4)雇"枪手"写论文。雇"枪手"代写、代发论文不仅属造假行为,而且破坏了正常的学术秩序和学术氛围。

3.4.3　学术不端行为案例讨论

1. 高校学生学术不端案例讨论

教育部 2016 年 6 月 16 日首次以部门规章的形式出台了第 40 号教育部令《高等学校

预防与处理学术不端行为办法》,该办法采用一般性概括与列举式规定相结合的表述方式界定了学术不端行为,已于 2016 年 9 月 1 日起施行。一是剽窃、抄袭、侵占他人学术成果;二是篡改他人研究成果;三是伪造科研数据、资料、文献、注释,或者捏造事实、编造虚假研究成果;四是未参加研究或创作而在研究成果、学术论文上署名,未经他人许可而不当使用他人署名,虚构合作者共同署名,或者多人共同完成研究而在成果中未注明他人工作、贡献;五是在申报课题、成果、奖励和职务评审评定、申请学位等过程中提供虚假学术信息;六是买卖论文、由他人代写或者为他人代写论文;七是其他根据高等学校或者有关学术组织、相关科研管理机构制定的规则。诸如此类行为在高校中屡禁不止,以下列举三个案例加以讨论。

案例 1

2021 年 11 月 3 日,针对引发热议的湖南大学 2016 届软件工程硕士毕业生陈杰学位论文涉嫌 100% 全文抄袭北京理工大学 2016 级研究生赵连伟硕士论文《面向新媒体的新闻缩写关键技术研究》事件,湖南大学公布了核查结果。经查,陈杰的硕士学位论文《面向新媒体的新闻缩写关键技术研究》构成学术不端,依据相关规定,已撤销陈杰硕士学位,取消其导师唐克龙研究生指导教师资格。

抄袭、剽窃他人学术成果,是高校学生最普遍的学术不端行为。比如在网络上直接复制他人学术成果拼凑文章,有的利用外语较好的优势下载国外的学术文章后对之直接翻译或略进行加工整合成文章,大段引用他人学术成果并不注明引文出处等。

案例 2

2022 年 5 月 30 日,西安电子科技大学收到有关计算机科学与技术学院本科生雷某某、卢某某涉嫌学术不端问题的反映,学校高度重视,立即成立调查组开展核查工作。

经查,雷某某、卢某某两名学生在做毕业设计过程中通过网络平台购买代码,完成论文的部分实验结果。经学院学术委员会认定,学校学风建设委员会确认,雷某某、卢某某存在学术不端行为。依据相关规定,学校研究决定给予雷某某、卢某某两名学生留校察看一年处分,其间不得申请学位;取消卢某某研究生推免资格。

编造实验数据的现象在大学生毕业论文中最为严重。由于就业压力不断加大,许多学生在最后一个学年非常繁忙,他们不仅要花大量时间实习,而且要准备考公务员、参加招聘考试或到处面试等,做毕业设计的时间被大大压缩,往往编造实验数据来完成论文写作。

案例 3

"一直忙于找工作,根本没空去写论文,我就从网上买了一篇。写论文与找工作相比,当然后者更重要。"某大学应届毕业生小李是这样完成毕业论文的。

像小李这样买论文的不在少数。一些"论文网"通过网络组织"枪手"写论文,并与一些学术期刊建立联系,形成了一条隐蔽的论文代写代发利益链。这些网站的经营项目,既包括单纯的代写或代发,也有连写带发的一条龙服务。论文代理不仅属造假行为,而且破坏了正常的学术秩序和学术氛围。

2. 医学领域学术不端案例讨论

无处不在的抄袭

2010 年 3 月 24 日,《中国青年报》报道:日前,编辑部收到一封读者邮件,题为《史上最牛的连环抄袭门》。所谓"连环抄袭",是指一篇于 1997 年在《中国实用妇科与产科杂志》上发表的文章《刮宫术后宫腔粘连 185 例分析》,十多年来遭遇了 16 个单位 25 人的 6 轮连环抄袭。截至记者发稿,这份举报材料中共有 70 余名涉嫌存在学术不端行为的医生,平均抄袭率超九成。

大量相互抄袭的毫无新意的"垃圾论文"充斥各种专业期刊,极大地影响和干扰了科研创新的公平、公开和公正。应试教育、落后的科研体制、教育"产业化"、大学生"混文凭"的投机行为及专业人员评职称等一系列社会现象的客观存在,造就了"论文网"泛滥。

24 起医学科研不端事件

2022 年 5 月 24 日,科技部通报 24 起部分高校医学科研诚信案件调查处理结果。主要涉及代写代投、数据和图片造假、不当署名、伪造通讯作者邮箱、买卖论文数据等行为。涉事人员受到记过处分、取消科技计划项目(专项、基金等)申报资格,涉及 20 所高校和附属医院共 52 人。

涉事学者受到取消科技计划项目(专项、基金等)申报资格,取消各类评奖评优、职务职称晋升申报资格,扣发岗位津贴,取消研究生导师资格等处罚和处理,其中 3 人被永久取消招收同等学力研究生资格,6 人被撤销主任医师、副主任医师、副教授职务,4 人被取消博士学位申请资格。还有 3 人作为在籍研究生,给予留校察看处分等处理。

由以上案例可以看出,学术不端行为屡见不鲜。许多人在利益的驱使下,抱着侥幸心理铤而走险,等被曝光出来那刻才追悔莫及。研究者当时刻自省,避免学术不端行为。

3.4.4　如何避免学术不端行为

高校学生在学习、研究过程中常因对学术规范、学术道德认识不足而发生不端行为。因此,对大学生进行学术规范、学术道德教育,防患于未然,是遏制学术不端、保证学术研究健康发展的重要措施。

不同研究领域的学术规范、学术道德有共同的特点,但是在某些细节上也存在差异。

1. 数据的处理

研究结果应该建立在确凿的实验、观察或调查数据的基础上,论文中的数据必须是真实可靠的,不能有丝毫虚假。研究人员应忠实地记录和保存原始数据,不能捏造和篡改。在论文发表之后,有关的实验记录、原始数据必须继续保留一段时间,一般至少要保存5年;如果论文结果受到质疑,则必须无限期地保存原始数据以便接受审核。

如果没有做过某个实验、观察或调查,却谎称做过,无中生有地编造数据,就构成了最严重的学术不端行为之一:捏造数据。

如果确实做过某个实验、观察或调查,也获得了一些数据,但是对数据进行了篡改或故意误报,虽没有捏造数据那么严重,也同属不端行为。常见的篡改数据行为包括只保留有利的数据,添加有利的数据;夸大实验重复次数,如只做过一次实验,却声称是3次重复实验的结果;夸大实验对象的数量;对照片记录进行修饰。

近年来,人们已习惯用图像软件对图像数据进行处理、绘制论文插图,因此又出现了篡改数据的新形式。例如,由于原图的阳性结果不清晰,就用图像软件添加结果。如果只是通过调节对比度等方式让图像更清晰,这是可以的;但如果添加或删减像素,则是不可以的。

2. 论文的撰写

在撰写论文时,首先要避免剽窃,避免在引用他人的观点或语句时不做说明。

许多人对剽窃的认识存在两个误区。

第一个误区是,认为只有剽窃他人的观点,包括实验数据和实验结果才算剽窃,而照抄别人的语句则不算剽窃。例如,有些人认为,只要实验数据是自己做的,那么套用别人论文中的句子来描述实验结果就不算剽窃;也有人认为,只有照抄他人论文的讨论、结果部分才算剽窃,而照抄他人论文的引言部分则不算剽窃。这些认识都是错误的。即使是自己的实验数据,在描述实验结果时也必须用自己的语言描述,而不能套用他人的语句。引言部分在介绍前人的成果时,也不能直接照抄他人的语句。

第二个误区是,只要注明了文献出处,就可以直接照抄他人的语句。在论文的引言或综述文章中介绍他人的成果时,不能照抄他人的表述,而必须用自己的语言进行复述。如果是照抄他人的表述,则必须用引号把照抄的部分引起来,以表示是直接引用。否则,即使注明了出处,也会被认为构成文字上的剽窃。虽然对于科研论文来说,剽窃文字的严重性比不上剽窃实验数据和结果,但同样是一种剽窃行为。

在看待剽窃的问题上,需要注意以下三种情形:

第一，必须对别人观点注明出处的一般是指那些比较新颖、前沿的观点，如果不做说明就有可能被误会为是论文作者的原创。对于已经成为学术常识，即使不做说明也不会对提出者的归属产生误会的观点，可以不注明出处。

第二，有可能构成语句剽窃的是那些有特异性、有一定长度的语句，由不同的人来书写会有不同的表述，不可能独立地碰巧写出雷同的句子。如果语句太短、太常见（如只有一两句日常用语），或者表述非常格式化，例如对实验材料和方法的描述，不同的人书写结果都差不多，那么就不存在剽窃的问题。

第三，科普文章和学术论文的标准不完全相同。因为科普文章一般是在介绍他人的成果，即使未做明确说明也不会被读者误会为是作者自己的成果，因此没有必要一一注明观点的出处。

科普文章必须着重防止的是表述方面的剽窃，应该用自己的语言进行介绍。

在论文中引用他人已经正式发表的成果，无须征得原作者的同意。但是如果要引用他人未正式发表的成果（如通过私人通信或学术会议的交流而获悉的成果），那么必须征得原作者的书面许可。

3. 论文的署名

只有对论文的工作做出实质贡献的人才能够作为论文作者。第一作者是对该论文的工作做出最直接、最主要贡献的研究者；通讯作者是就该论文负责与期刊和外界联系的人，一般是论文课题的领导人；其他作者应该是对论文工作做出了部分实质贡献的人。

在确定论文署名时，注意不要遗漏做出实质贡献的人，否则就有侵吞他人学术成果的嫌疑；也不要让没有做出实质贡献的人挂名。第一作者的导师、上司或赞助者，如果他们没有对论文工作进行过具体指导，不宜担任论文的通讯作者或其他作者；如果只是曾经提出过某些非实质性的建议，或只是在某方面提供过帮助，例如提供某种实验试剂，允许使用实验仪器，或帮助润色论文写作，也不宜在论文中挂名，而应在论文的致谢中表示谢意。

论文一般由第一作者或通讯作者撰写初稿，然后向共同作者征求意见。论文的任何结论都必须是所有作者一致同意的；如果某个作者有不同意见，他有权力退出署名，撤下与其有关的那部分结果。在论文投稿之前，所有作者都应该知情并签名表示同意。不应该在某个人不知情的情况下就把他列为共同作者。

一篇论文一般只有一名第一作者和一名通讯作者。如果有两个人的贡献确实难以分出主次，可以以注明两人贡献相等的方式表明该论文有两名第一作者。

论文的署名是一种荣耀，也是一种责任。如果在论文发表后被发现存在造假、剽窃等问题，共同作者也要承担相应的责任，不能以不知情作为借口，试图推卸一切责任。因此，不要轻易在自己不了解的论文上署名。

4. 论文的发表

在有同行评议的学术期刊上发表论文，是发布学术成果的正常渠道。一篇论文只能投给一家期刊，只有在确知被退稿后，才能改投其他期刊。许多学术期刊都明文禁止一稿多投或重复发表。一稿多投浪费编辑和审稿人的时间，重复发表则占用了期刊宝贵的版面，并且有可能出现知识产权的纠纷（许多期刊都要求作者全部或部分地把论文的版权转交给期刊）。如果一组数据已经在某篇论文中发表过，就不宜在新的论文中继续作为新数据来使用，否则也会被认定为重复发表。

需要说明的是，如果在新论文中需要用到已发表论文的数据，应该采用引用的方式，注明文献出处。

研究者对未发表的成果拥有特权，有权不让他人了解和使用。期刊编辑、审稿人不能利用职务之便向他人透露或自己使用受审论文提供的新信息。但是研究成果一旦写成论文发表，就失去了特权，他人有权做恰当的引用和进一步了解该成果的细节。国家资助的成果发表后应该与同行共享。

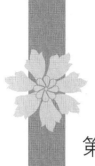

第4章 | 信息的来源

4.1 文献信息源概述

信息源种类繁多,但大致可分为两大类:文献信息源与非文献信息源。文献信息源包括图书、期刊、特种文献(科技报告、专利文献、会议文献、技术标准、产品样本、科技档案、学位论文等)以及统计资料等其他文献信息源;非文献信息源主要包括实物信息源、会议信息源(会下交流)、广告、广播、电视信息源等。

4.1.1 文献信息源概述

1. 文献的定义

"文献"一词出现在我国已有 2000 多年的历史了,人们对文献的研究持续至今,对"文献"一词有 100 余种解释,可谓仁者见仁,智者见智。

有学者指出,文献是指将知识信息用文字、符号、图像、视频、音频等记录在特定载体上的整合体①。在本书中,我们认为文献的独特功能是为人们提供所需要的知识信息,知识信息是诸要素中的核心和主体。文字、符号、图像等的功能是记录和显示知识信息,载体的功能是存储和传递知识信息,记录的功能是把这三者组合成文献。知识信息,文字、符号、图像等,载体和记录这四个要素各有独立性,又有互相的依赖性,谁也不能离开谁而单独存在,它们是相互依存的整体。

2. 文献的类型

(1)按文献加工处理的深度划分

根据生产加工层次分类,文献还可以分为零次文献、一次文献、二次文献和三次文献。

零次文献:记录在非正规物理载体上的未经任何加工处理的源信息叫作零次文献,比如书信、论文手稿、笔记、实验记录、会议记录等。这是一种零星的、分散的和无规则的信息。

一次文献:一次文献又称原始文献,是作者本人以科研、生产中取得的成果或有关的

---

① 陈界."文献"定义的几个问题[J].中华医学图书情报杂志,2015,24(4):51-55.

新理论、新方法、新见解等为依据,创作撰写出来的文献。属于这一类文献的有科技论文、会议文献、学位论文、研究报告、专利说明书、产品样本、技术标准等。一次文献又称一级文献,区别于经过加工整理、重新组织的二、三次文献。

二次文献:二次文献又称检索性文件。二次文献,是为了便于广大读者查找利用,将分散无组织的一次文献,用一定方法进行加工整理编排而形成的,或撷其篇目、作者、出处,或对其内容进行摘要加工,并按文献的学科类别或者主题,系统编排。像《全国新书目》《全国报刊索引》《中文报刊资料目录》等,都属于二次文献。

三次文献:三次文献又称浓缩文献,是在充分利用二次文献的基础上,着重对有代表性的一次文献,进行归纳、分析、比较、评价而写成的。高质量的综述类文献,具有重点突出、脉络清晰、根据充足、论证深入的特点,常出自有较深造诣的专家之手。同时,综述所开列的参考文献,可以看成是推荐性专题目录。属于这类文献的有年鉴、手册、指南、述评等。如《国外科技动态》《科技参考消息》等都属于三次文献。

(2)按载体形式分

印刷型文献:印刷型文献是以纸张为存储介质,以手写、印刷为记录手段而产生的文献,包括书、刊、报等。其优点是便于阅读、传播和交流;缺点是存储密度太低,体积大,占用空间多,难以实现自动化检索。

缩微型文献:缩微型文献是用光学技术把信息记录在感光材料上而产生的文献,包括缩微胶卷和缩微胶片。其优点是忠于原件,体积小,存储密度高,但阅读不方便,需借助专门的设备。

声像型文献:声像型文献是以磁性材料或感光材料为载体,采用光学感光或磁转换技术记录声音和图像的文献,包括唱片、录音带、录像带、电影胶卷等。其优点是直观、真切,缺点是需利用专门的设备播放。

数字型文献:数字型文献的前身为机读型或电子型文献,即以数字代码方式将图、文、声、像等信息存储在磁、光介质上,通过网络通信、计算机或具有类似功能的设备再现出来的文献。常见的介质有磁带、磁盘、光盘等。类型包括电子图书、电子期刊、联机数据库、光盘数据库等。其优点是信息量大,出版周期短,查找迅速,易复制,可共享;缺点是设备较昂贵,使用费用高。

(3)按内容公开程度划分

白色文献:指一切正式出版并在社会上公开流通的文献,包括图书、报纸、期刊等。这类文献通过出版社、书店、邮局等正规渠道公开发行,向社会所有成员公开,其蕴含的信息大白于天下,人人均可利用。

灰色文献:灰色文献指非公开发行的内部文献和限制流通的文献,包括内部刊物、内部技术报告、内部教材和会议资料等。这类文献出版量小,发行渠道复杂,流通范围有一定限制,不易收集。

黑色文献:黑色文献包括两个方面。一是人们未破译和未辨识其中信息的文献,如考古发现的不明其义的古老文字;二是处于保密状态的文献,如未解密的政府文件、内部档案、个人日记、私人信件等。这类文献除作者及特定人员外,一般社会成员极难获得。

3. 文献资源的特点

①保存性。文献记录在可以长期保存的介质上,随之被长期保存。

②流传性。文献应当可以被重复使用,可以被跨时空地"阅读"、流传。

③集成性。文献应该可以被加工整理,并按照一定的用途、内容、使用方法被汇集、集成。

④发展性。文献随着社会的进步在形式、内容、数量上不断发展。

除上述特点,文献信息还具有重复性、可转换性、可伸缩性等特点。

4.1.2 主要文献资源介绍

1. 图书

图书是以传播知识为目的而用文字或图片记录于一定形式的材料之上的著作物[①]。图书是以记载、传播、积累知识为目的,运用一定方法和手段,将知识内容以一定形式的符号(文字、图画等),按一定的体系,系统地记录在一定的材料上,并经印刷成的 49 页以上(不包括封面)装订成册的非定期出版物。[②]

从图书的定义可以看出:我们常见的纸质图书只是图书的一种,纸是载体,且不是图书的唯一载体,竹简、龟甲、石头、硬盘等都可以是书的载体,大家熟悉的电子图书就是以网络硬盘为载体;图书的作用是记录、保存和传播知识;记录必须是有一定的体例,系统地记录,单个的石刻不是图书,但如果是连续的几片按顺序记录某一事件的石刻就是图书。

中国图书馆分类法

《中国图书馆分类法》(原称《中国图书馆图书分类法》)是中华人民共和国成立后编制的具有代表性的大型综合性分类法,是当今国内图书馆使用最广泛的分类法体系,简称《中图法》。《中图法》的类目体系是一个层层展开的分类系统,其基本大类以科学分类为基础,结合文献的需要,在五大类的基础上展开。《中图法》采用拉丁字母与阿拉伯数字相结合的混合编码制,依据学科门类,将图书分成 5 个基本部类 22 个基本大类,如表 4-1 所示。

---

① 刘国钧.中国书史简编[M].北京:书目文献出版社,1983.

② 张广英,王晓红.图书概念的演变[J].邯郸医专学报,1998,11(3):291-292.

表 4-1 《中图法》的基本部类和基本大类

5 个基本部类	分类号	22 个基本大类
马克思主义、列宁主义、毛泽东思想、邓小平理论	A	马克思主义、列宁主义、毛泽东思想、邓小平理论
哲学	B	哲学、宗教
社会科学	C	社会科学总论
	D	政治、法律
	E	军事
	F	经济
	G	文化、科学、教育、体育
	H	语言、文字
	I	文学
	J	艺术
	K	历史、地理
自然科学	N	自然科学总论
	O	数理科学和化学
	P	天文学、地球科学
	Q	生物科学
	R	医药、卫生
	S	农业科学
	T	工业技术
	U	交通运输
	V	航空、航天
	X	环境科学、安全科学
综合性图书	Z	综合性图书

了解图书分类法的编制,有助于我们从科学的角度查询信息。在确定信息所属的主要和次要学科或专业的范围时,要将被确定的学科或专业范围在分类表中从大类到小类、从上位类到下位类,层层缩小查找范围,直到找出相关的类目及分类号为止。

2. 期刊

期刊指有固定名称,定期或按宣布的期限出版,并计划无限期出版的一种连续出版物[①]。与图书相比,期刊最突出的特点是出版迅速、内容新颖、能及时反映最新动态和成

---

① 《中国大百科全书》总编辑委员会.中国大百科全书:图书馆学·情报学·档案学[M].北京:中国大百科全书出版社,2002:309.

果。期刊上载有大量的、原始的第一手资料和原创性的观点和成果,能报道不断发展着的知识,还提供参考文献和客观统计及图表,信息量丰富。这些特点,使期刊成为人们寻找新发现、新思想、新见解、新问题的首要信息源。

期刊作为重要的文献信息源还体现在世界上所有主要的检索工具都以期刊为主要收录对象(占 90％以上)。因此查询期刊可以比图书更快、更方便地查到所需资料。在日常科研或学习过程中,查阅研究领域之内的核心文献,是必须完成的功课。

关于期刊的那些事——核心期刊、影响因子、参考文献著录

核心期刊:是指那些发表某学科(或某领域)论文较多、使用率(含被引率、转载率和流通率)较高、学术影响较大的期刊。简单地说,核心期刊是学术界通过一整套科学的方法,对于期刊质量进行跟踪评价,并以情报学理论为基础,将期刊进行分类定级,把最为重要的一级称为核心期刊。学科不同,核心期刊不同。学术影响力(影响因子)是决定期刊是否成为核心期刊的一个主要因素。影响因子是按年测的,因此核心期刊具有时间性。

影响因子(impact factor,IF):某一期刊在第三年得到的前两年论文的引用数与该刊前两年的总论文数之比,即 IF＝前两年论文的引用数/前两年的总论文数。一种刊物的影响因子越高,也即其刊载的文献被引用率越高。一方面说明这些文献报道的研究成果影响力大,另一方面也反映该刊物的学术水平高。

需要指出的是,期刊的影响因子一般限定在指定学科或者专业领域内作为横向比较刊物学术影响力的一个参考依据。一般情况下,核心期刊都是在某一个学科范围内来界定的某一个学科的核心期刊,到另一个学科就不一定是核心期刊(当然综合性学科的核心期刊,如 Nature、Science 等例外)。

国内普遍承认的中文核心期刊主要依据是《中文核心期刊要目总览》(北京大学出版)、《中文社会科学引文索引》(CSSCI)、《中国人文社会科学核心期刊要览》,分别是北京大学、南京大学和中国社会科学院研究的结果。

作者向刊物投稿时,所撰写论文的参考文献有各种文献类型,其著录格式要按照规定的格式进行标注,具体标注见《信息与文献 参考文献著录规则》(GB/T 7714—2015)中的规定。文献类型、标志代码及英文名称如表 4-2 所示。

表 4-2 文献类型、标志代码及英文名称

文献类型	标志代码	英文名称
普通图书	M	monograph
期刊	J	journal

续表

文献类型	标志代码	英文名称
专利	P	patent
标准	S	standard
学位论文	D	dissertation
会议文献	C	conference
报告	R	report
报纸	N	newspaper
数据库	DB	database
计算机程序	CP	computer program
电子公告	EB	electronic bulletin board
联机网络	OL	online

3. 报纸

报纸以报道新闻和评论为主,是出版周期最短的定期连续出版物。报纸内容新,涉及面广,读者多,是影响面较广的文献信息源。

报纸的数量十分庞大。报纸最主要的特点是及时性,又称新闻性和时间性。快就是报纸的价值所在,当天的国内外政治、经济、社会情况在当天或次日的报纸上就能反映,有的新闻时差仅几个小时。

内容丰富是报纸的第二个特点。报纸能及时捕捉社会经济活动的瞬息万变,并迅速公之于众,成为社会经济运行的"晴雨表"和指示器。

报纸的第三个特点是能体现信息传播的连续性和完整性,即对事物从发展到结果做跟踪报道。

4. 会议文献

会议文献是指在各种范围、各种类型学术会议上宣读、提交的论文或报告,这些文献通常在会后以期刊、图书等形式出版。根据《科技会议录索引》的数据,世界每年召开的科技会议有1万多个。这些会议文献大部分是一次文献,具有论题集中、内容新颖、时效性强等特点,是科研人员及时把握科研动态、获取科技情报的重要来源。

拓展

如何查找国内外会议文献?

(1)国内会议论文的检索

除了可以登录各主要学术机构、科研团体的网站,以及从它们自建的学科导航中获取以外,还有几个规模较大、信息收集相对齐全的数据库。

①CNKI 中国重要会议论文全文数据库

该库(http：//www.cnki.net)收录 1998 年以来我国各级政府职能部门、科研院所、高等院校、学术机构等单位的论文集。论文内容涉及理工、农业、医药卫生、文史哲、经济、政治、法律、教育与社会科学等各方面。

②万方数据资源系统的中国学术会议全文数据库

该库由万方数据股份有限公司提供。会议范围涉及国家级学会、协会、研究会组织召开的全国性学术会议,内容覆盖自然科学、工程技术、农林、医学等领域。数据库提供会议信息和论文信息双重检索途径。

③国家科技图书文献中心中文会议论文文摘数据库

数据库(http：//www.nstl.gov.cn)由国家科技图书文献中心提供,以题录形式报道中文会议上发表的科学技术论文。免费用户只能检索到题录和文摘信息,付费用户可以向国家科技图书文献中心索取全文。

④CALIS 会议论文数据库

数据库由中国高等教育文献保障系统(CALIS)管理中心项目开发小组制作。提供 IP 登录和密码验证两种注册方式,可以通过论文题名、会议名称、个人著者名、摘要和时间等字段进行检索。检索界面友好,检索结果为题录,可以根据题录信息中反映的馆藏地,通过馆际互借获取全文。

(2)国外会议论文的检索

检索国外会议文献时,鉴于会议论文涉及的范围和类型,可以使用的检索词包括 conference、proceedings、meeting、seminar、symposium、workshop 等。国际会议论文数据库与其他期刊或图书数据库相似,提供论文题名、会议名称(或会议主题)、时间、地点、主办单位等检索途径。检索国外会议论文可以使用如下数据库。

①OCLC 检索系统

OCLC 检索系统涵盖的主题范畴中专门有一项是 Conferences&Proceedings(会议和会议录)。这方面的具体数据库有两个,一个是 Papers First(国际学术会议论文索引),另一个是 Proceedings First(国际学术会议目录索引)。

②WOSP 数据库

WOSP 是 Web of Science Proceedings 的缩写,是美国科学情报研究所(ISI)以 Web of Science 为同一检索平台,将 Index to Scientific & Technical Proceedings(ISTP,科学技术会议录索引)和 Index to Social Sciences & Humanities Proceedings(ISSHP,即社会科学及人文科学会议录索引)两大会议录索引整合而成的数据库。数据库提供世界上最新出版的会议录资料,包括专著、丛书、预印本以及来源于期刊的会议论文,涉及的学科范畴非常广泛,是检索国外会议文献索引信息的有效工具。

③IEEE/IEE Electronic Library(IEL)全文数据库

IEEE/IEE Electronic Library(IEL)全文数据库中包括 Conference Proceedings 的子库。该子库中收录 IEEE(The Institute of Electrical and Electronics Engineers,美国电气

与电子工程师学会)和 IEE(The Institution of Electrical Engineers,英国电气工程师学会)举办的学术会议的相关文献。

④PNAS 数据库

PNAS 是 Proceedings of the National Academy of Sciences of the United States of America 的简称,该数据库收录美国国家科学院的会议论文。论文以 PDF 格式提供全文,保持论文原有的文本、图表等内容。

国家科技图书文献中心会议录

NSTL 收藏的国外学协会及出版机构等出版的会议录文献总量近 20 万册,以题录形式报道外文会议文献上发表的科学技术论文。免费用户只能检索到题录和文摘信息,付费用户可以向国家科技图书文献中心索取全文。数据库提供普通检索和高级检索两种界面。

5. 科技报告

科技报告又称研究报告或技术报告,是对科学技术研究结果的报告或对研究进展的记录。科技报告每份单独成册,并有专门编号,用来识别其类型和主持机构。特点是报道迅速,内容专深,保密性强,是科研人员的重要参考资料,具有很高的信息利用价值。

按生产过程和形式,科技报告可分为以下几种。

①报告书(R):研究结束后产生的较为正式的文件。

②札记(N):研究过程中的临时性记录或小结,往往是撰写报告书的素材。

③论文(P):打算在会议上或刊物上发表的文章,一般是报告的一部分。

④备忘录(M):供同一专业或机构内部研究人员之间沟通情况的材料。

⑤通报(B):一般是对外公布的内容成熟的摘要性材料。

美国四大报告

(1)商务部等政府部门(PB)报告:主要侧重于民用工程技术、城市规划、环境污染和生物医学方面。

(2)国防部和三军系统(AD)报告:由美国国防技术情报中心负责收集、整理和出版。其内容不仅包括军事方面,也广泛涉及许多民用技术,其报告号冠以 AD。

(3)国家航天局(NASA)报告:主要是航空航天领域科技报告,由美国国家航空航天局出版。

(4)能源部系统(DOE)报告:收录能源部部属科研机构和各大学等一切与能源有关的科技文献。

6. 专利文献

专利文献信息是一种重要的文献信息资源，有很高的科技含量，具有新颖性、首创性和实用性等特点。人们在进行科研创新和产品开发与生产时往往要利用专利文献，它是科研人员必须经常查阅的重要资源。世界上的技术知识 80％以上是以专利文献的形式描述的。据世界知识产权组织（WIPO）的资料，全世界每年的发明成果 90％～95％在专利文献中可以查到，而其他技术文献只反映 5％～10％；WIPO 还指出在研究工作中查阅专利文献可以缩短 60％的研究时间，节省 40％的研究经费。在世界各种类型的科技出版物中，专利文献所占的比例约为 25％。专利文献数据库对于从事科学研究、产品创新等领域的人员来说，具有更高的检索和利用价值。现在，各国专利部门和专利信息服务机构都通过互联网提供各种专利服务，有的还提供各种类型的专利文献信息。

拓展

专利文献检索工具

（1）中国及多国专利审查信息查询

网址：http://cpquery.cnipa.gov.cn（需注册，见图 4-1）

中国及多国专利审查信息查询网可以查询多国专利，方便实用，多国发明专利审查信息查询包括中国国家知识产权局、欧洲专利局、日本特许厅、韩国特许厅、美国专利商标局受理的发明专利申请及审查信息。

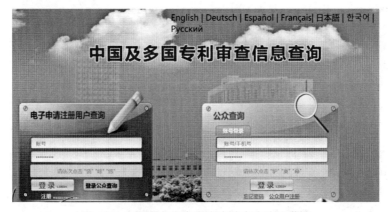

图 4-1　中国及多国专利审查信息查询网首页

（2）中国专利公布公告

网址：http://epub.cnipa.gov.cn（图 4-2）

在检索框中输入专利名称、专利号或者关键词就可以搜索得到相关结果并免费下载。也可以在本网站随时查看专利状态，更多相关信息请前往国家知识产权局官网了解。可以按照发明公布、发明授权、实用新型和外观设计四种公布公告数据进行检索，数据主要包括中国专利公布公告信息,以及实质审查生效、专利权终止、专利权转移、著录事项变更等事务数据信息。

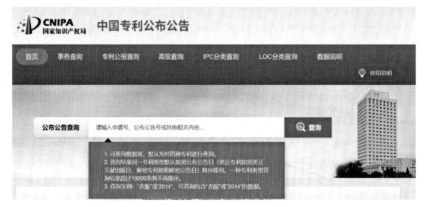

图 4-2　中国专利公布公告网首页

(3)中国知网

网址:https://kns.cnki.net/kns8? dbcode＝SCOD(图 4-3)

与通常的专利数据库相比,每条专利的知网节集成了与该专利相关的最新文献、科技成果、标准等信息,可以完整地展现该专利产生的背景、最新发展动态、相关领域的发展趋势,可以浏览发明人与发明机构更多的论述以及在各种出版物上发表的文献。

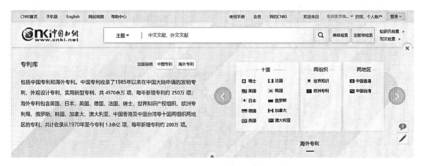

图 4-3　中国知网专利库首页

(4)万方数据

网址:https://c.wanfangdata.com.cn/patent(图 4-4)

万方数据还运用先进的分析和咨询方法,为用户提供信息增值服务,并陆续推出万方医学网、万方视频知识服务系统、中小学数字图书馆等一系列信息增值产品,以满足用户对深层次信息及其分析的需求,为用户确定技术创新和投资方向提供决策。

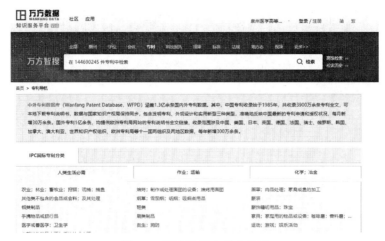

图 4-4　万方数据专利库首页

7. 标准文献

标准文献是指按规定程序制定、经公认的权威机构批准的一整套在特定范围内必须执行的规格、规则、技术要求等规范性文献，是从事生产、建设和行政组织管理时共同遵守的具有法律约束力的技术依据和技术规定。标准的制定有严格程序，由权威机构批准、颁布、出版，并随着科学技术的发展及标准化对象的变化不断补充、修订和完善。

（1）类型

标准文献按内容可分为基础标准、产品及零部件标准、原材料及毛坯标准、工艺及装备标准、方法标准五类；按标准的执行程度，可分为强制标准、推荐标准、试行标准、标准草案；按照标准化对象，分为技术标准、管理标准、工作标准；按审批机构可分为国际标准、区域标准、国家标准、行业标准、地方标准、部颁标准、企业标准。

①国际标准。国际标准指由国际性组织制定并由国际标准化组织审核公布，如国际标准化组织（ISO）、国际电工委员会（IEC）、联合国教科文组织（UNESCO）公布的标准。

②区域标准。区域标准指由某一区域标准化团体批准的标准，在各自区域内的国家和团体中生效，如欧洲标准化委员会（CEN）、亚洲标准咨询委员会（ASAC）、泛美技术标准委员会（COPANT）等组织制定的标准。

③国家标准。国家标准指由各国标准主管机构制定发布、在本国范围内实施的标准。各国有不同的标准代码，如中国 GB、美国 ANSI、日本 JIS 和德国 DIN 等。

④行业标准。行业标准指各国学术团体制定的适用于本专业的标准，如美国电气与电子工程师学会（IEEE）的标准。

⑤地方标准。地方标准指国家内省、自治区、州等地方标准化部门制定的标准。

⑥企业标准。企业标准指由企业根据生产和管理的需要制定、在本企业内实施的标准。

我国标准分为国家标准(GB)、行业标准(代号由行业汉语拼音字母构成,如机械行业标准代号为JX)、地方标准(DB)、企业标准(Q/企业代号),国家鼓励企业制定严于国家标准或行业标准的企业标准,所以先进的产品质量标准往往存在于技术领先企业的企业标准中。

(2)标准特点

①各类型标准文献有专门的制定和审批规定,有固定的代号和统一的格式。

②标准文献时效性强,随着科技、经济的发展不断补充、修订和更新。

③标准文献有明确的实施范围,在规定实施的区域有一定的法律效力。

如何查找国家标准

(1)国家标准全文公开系统

网址:http://openstd.samr.gov.cn/bzgk/gb/index(图 4-5)

系统收录现行有效强制性国家标准2 000余项。其中非采标约1 500项可在线阅读和下载,采标 500 余项只可在线阅读。

收录现行有效推荐性国家标准40 00 余项。其中非采标超26 000项可在线阅读,采标超 14 000项只提供标准题录信息。

收录现行有效指导性技术文件 500 余项。其中非采标约 250 项可在线阅读,采标近300 项只提供标准题录信息。

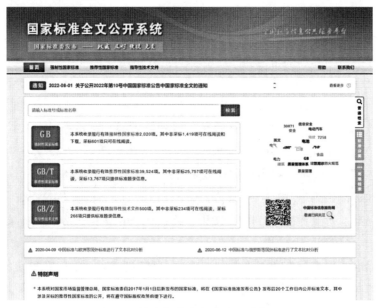

图 4-5　国家标准全文公开系统首页

（2）全国标准信息公共服务平台

网址：http://std.samr.gov.cn/（图 4-6）

提供国家标准、行业标准、地方标准、企业标准、团体标准、国际标准和国外标准等标准信息及资讯的查询。共收录 71 个行业近 8 万个标准，地方标准共收录超 67 000 个，提供大部分国家标准的在线阅读。

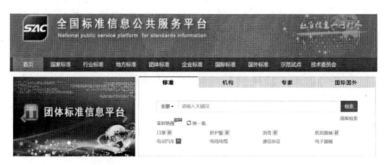

图 4-6　全国标准信息公开服务平台首页

（3）中国政府网

网址：http://www.gov.cn/fuwu/bzxxcx/bzh.htm（图 4-7）

中国政府网开通了国家标准信息查询频道，提供所有国标标准、行业标准及地方标准的查询，国家标准的在线阅读及部分下载，行业及地方标准部分提供在线阅读。

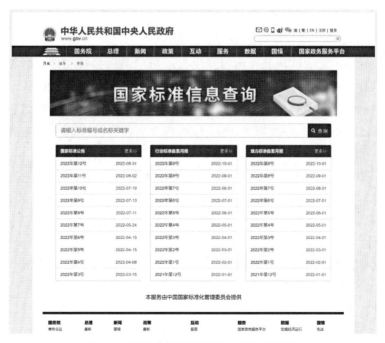

图 4-7　中国政府网国家标准信息查询首页

8. 产品样本

产品样本是厂商为向客户宣传和推销其产品而印发的介绍产品情况的文献。内容包括产品规格、性能、特点、产品专利号、构造原理、用途、使用方法、操作规程等。

（1）产品样本的分类

可分为以下两种：一是厂商的出版物，包括产品目录、单项产品样本、产品说明书、企业介绍和广告性厂刊等；二是协会或行会的出版物，包括单项产品样本汇编、全行业产品一览表及工业展览会目录等。

（2）产品样本的特点

产品样本能在一定程度上反映同类产品的技术水平和发展动向，既是厂商推销产品的重要手段，也是人们了解厂商及其产品的重要工具。产品样本介绍的是已投产和推销的产品，反映的技术较为可靠、成熟；篇幅较小，图文并茂，直观形象，便于阅读和赠送；时效性强，出版迅速，便于收集。

9. 档案文献

档案是国家机构、社会组织及个人从事各种活动留下的具有保存价值的文献，包括信函、日记、账簿、报告、照片、地图、图样、协议书、备忘录、会议记录、契约、布告、通知和履历表等；从内容上可分为文书档案、人事档案、会计档案、科研档案、产品档案和工程档案等，按表现形式可分为书面档案、形象档案和声音档案等。

档案是历史的原始记录，内容真实、准确、可靠，具有重要的凭证价值、参考价值和情报价值。

10. 政府出版物

政府出版物是由政府机构制作出版或由政府机构编辑并授权指定出版商出版的文献。大致可以分为两类：一类是行政性文献（包括宪法、司法文献），主要涉及政府法律、经济方面的资料；另一类是科学技术文献，主要指政府部门出版的科技报告、标准、专利文献、科技政策文件，公开后的科技档案、经济规划、气象资料等，后者约占政府文献的 30%～40%。

政府出版物的形式很多，常见的有报告、公报、通报、通讯、文件汇编、会议录、统计资料、图表、地名词典、官员名录、国家机关指南、工作手册、地图集及传统的图书、期刊、小册子，也包括缩微、视听等其他载体的非书资料。

11. 学位论文

学位论文是高等院校或研究机构的学生为取得各级学位，在导师指导下完成的科学研究、科学实验成果的书面报告，包括学士论文、硕士论文和博士论文。

4.2 中文数据库

4.2.1 中文文摘型数据库

索引与文摘型数据库(以下简称"文摘数据库")可以依据自己的目的采集收录文献,具有更好的连续性和全面性。不少文摘数据库因收录文章质量高而在学术界享有盛名,甚至成了学术评价的重要工具。

1. 中文社会科学引文索引(Chinese Social Sciences Citation Index,CSSCI)

CSSCI 是由南京大学中国社会科学研究评价中心开发研制,用以检索中文社会科学领域的论文收录和文献被引用情况。CSSCI 是我国人文社会科学评价领域的标志性工程,如图 4-8 所示。

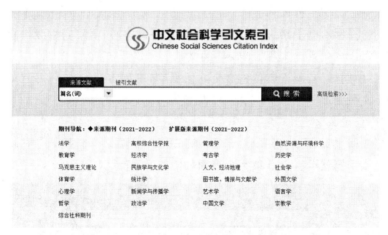

图 4-8 中文社会科学引文索引(CSSCI)首页

2. 中国人民大学复印报刊资料数据库

中国人民大学复印报刊资料是从全国人文社科类期刊报纸中收录精选而来,以专家和学者的眼光,依循严谨的学术标准,对海量学术信息进行精心整理、加工、分类、编辑,形成的完备的社科信息数据库体系。数据库涵盖了人文社科的各个方面:哲学、政治学与社会学、法律学、经济学与经济管理学、教育学、文学与艺术、历史学、文化信息传播学以及其他学科,如图 4-9 所示。

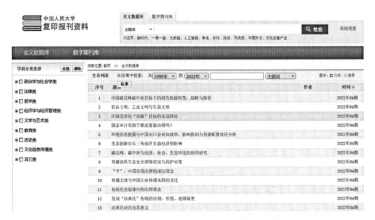

图 4-9　中国人民大学复印报刊资料首页

4.2.2　中文全文型数据库

1. CNKI 数据库

中国知识基础设施工程（China National Knowledge Infrastructure，简称 CNKI）是由中国学术期刊（光盘版）电子杂志社、国家光盘工程研究中心、清华同方股份有限公司联合组织实施的国家信息化重点工程。CNKI 的文献信息资源包括：中国期刊全文数据库，中国专利数据库，中国博士、硕士学位论文全文数据库，中国重要会议论文全文数据库和中国重要报纸全文数据库等。

（1）数据库登录

通过中国知网主页（网址为 http：www.cnki.net）。购买了 CNKI 使用权的单位不需要输入用户名或密码就可直接登录。主界面如图 4-10 所示。

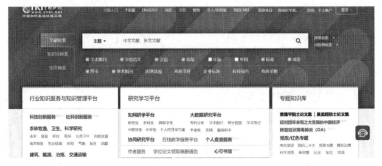

图 4-10　中国知网主界面

（2）检索入口

①文献检索。

文献检索以学术期刊、学位论文、会议及报纸等数据库为基本检索范围，读者依据需求增加或减少数据库资源范围，进行跨库检索，如图 4-11 所示。

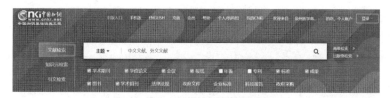

图 4-11 中国知网文献检索入口

②知识元检索。

通过知识元检索获得文献中心部分段落章节内容,包括知识问答、百科全书、各类辞典及手册等工具书。内容涵盖哲学、文学艺术、社会科学等各个领域,如图 4-12 所示。

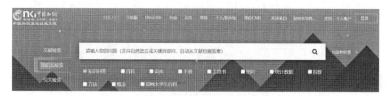

图 4-12 中国知网知识元检索入口

③引文检索。

引文检索揭示各类型文献之间的相互引证关系,提供客观、准确、完整的引文索引数据,如图 4-13 所示。

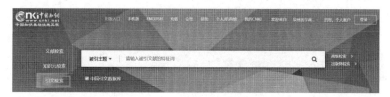

图 4-13 中国知网引文检索入口

(3)检索方式

①一框式检索。

一框式检索是最常用、最方便快捷的检索方式之一,分为三步。

第一,确定检索范围。

点击检索设置,实现资源的添加或删除,可以拖动各资源类型模块,调整资源顺序,检索结果按所做的设置显示,如图 4-14 所示。

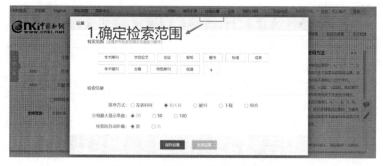

图 4-14 中国知网检索设置页面

第二,选择检索项。

总库提供的检索项有主题、关键词、篇名、全文、作者、第一作者、文献来源等,根据需要选择检索项,如图 4-15 所示。

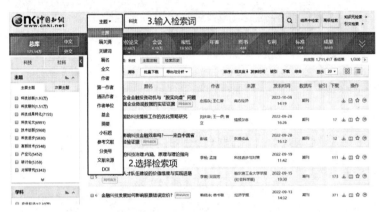

图 4-15 中国知网检索项页面

第三,输入检索词。

最后,在一框式检索栏中输入需要检索文献的关键词,如图 4-15 所示。

②高级检索。

高级检索帮助实现文献的精准检索,分为三步。

在一框式检索栏右侧点击进入高级检索页面,如图 4-16 所示。

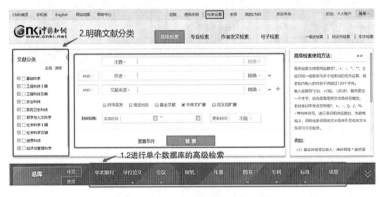

图 4-16 中国知网高级检索页面

第一,确定检索范围。

方法一:在页面最上方检索设置进行检索范围确定,具体操作同一框式检索第一步;

方法二:高级检索页面下方进行数据库切换,进入对应单个数据库进行高级检索。

第二,明确文献分类。

在高级检索页面左侧,进入文献分类导航,文献分类导航专题分类默认是收起状态,可展开勾选学科分类。

第三,输入检索条件。

高级检索页面中间部分是检索区域,可以通过多个检索条件的限制进行更加精准的检索,如图 4-17 所示。

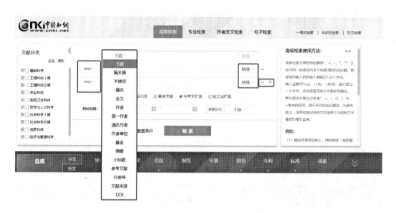

图 4-17　中国知网高级检索条件设置页面

在上方检索条件输入区,点击检索框后的＋/－按钮可添加或删除检索项,可自由选择检索项(主题、作者……)、检索项间的逻辑关系(AND/OR/NOT)和检索词匹配方式(精准/模糊)。

在下方的检索控制区可以通过条件筛选、时间选择等,对检索结果进行范围控制。

③专业检索。

专业检索用于图书情报专业人员进行查询、信息分析等工作,使用运算符和检索词构造检索式进行检索,如图 4-18 所示。

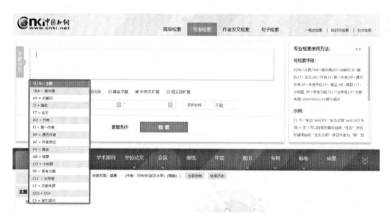

图 4-18　中国知网专业检索页面

专业检索页面右侧,提供了可检索字段、示例。在进行专业检索时只需要点击空格键,就会弹出检索字段,输入关键词后再点击空格键,就会弹出逻辑关系词。

④作者发文检索。

作者发文检索通过输入作者姓名及其单位信息,即可检索某作者发表的文献,操作与高级检索基本相同。

⑤句子检索。

句子检索是通过输入两个检索词,在全文范围内查找同时包含这两个词的句子,找到有关事实的问题答案。句子检索不支持空检,同句、同段检索时必须输入两个检索词,如图 4-19 所示。

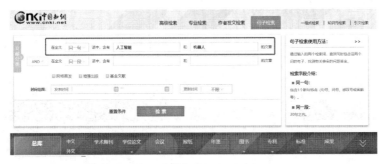

图 4-19 中国知网句子检索页面

⑥结果中检索。

结果中检索是在上一次检索结果的范围内按新输入的检索条件进行检索。

⑦出版物检索。

出版物检索主要针对期刊、学位论文、会议、报纸、年鉴和工具书等出版物的导航系统,如图 4-20 所示。

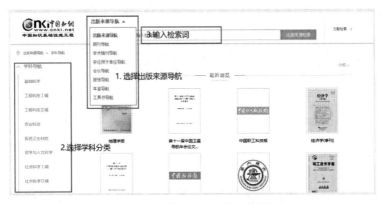

图 4-20 中国知网出版物检索页面

在新平台首页点击进入出版物导航页面。

第一步,选择出版来源导航。

第二步,选择学科分类。

第三步,输入检索条件。

(4)检索结果

①检索结果分组。

中文文献检索结果分组类型包括:主题、学科、发表年度、研究层次、文献类型、文献来源、作者、机构、基金。外文文献检索结果分组类型包括:学科、发表年度、文献类型、语言、作者、关键词、期刊。

　　点击检索结果列表上方的分组名称，即可看到该分组类型展开分组具体内容，如图 4-21 所示。

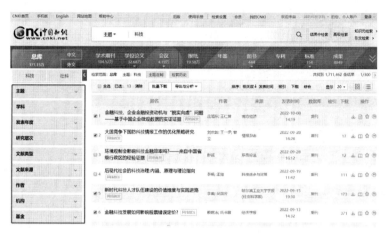

图 4-21　中国知网检索结果中文分组页面

　　②检索结果排序。

　　数据库为检索结果提供了主题排序以及发表时间、相关度等评价性排序，如图 4-22 所示。

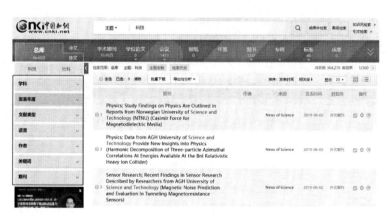

图 4-22　中国知网检索结果外文分组页面

　　③检索结果分析。

　　针对检索结果，读者可从多维度分析已选的文献或全部文献，深入了解检索结果文献之间的互引关系、参考文献、引证文献等，如图 4-23 所示。

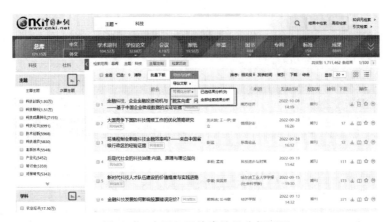

图 4-23　中国知网检索结果分析页面

④检索结果导出。

检索结果可以用导出功能快速导出，平台提供的文献导出格式包括 CAJ-CD 格式引文、CNKI E-Study 等多种格式，具体操作步骤如下：

第一，在检索结果页面勾选要导出的文献。

第二，在检索结果上方导航栏中选择导出/参考文献功能，如图 4-24 所示。

第三，进入导出/参考文献页面后，在文献导出格式栏选择导出文献的格式，包括 GB/T 7714—2015 格式引文、知网研学、CAJ-CD 格式引文、EndNote、NoteExpress 等导出方式；同时可选择文献导出的排序方式，按发表时间、被引频次两种方式排序。最后，读者可以进行导出、复制、以 EXCEL 或 WORD 导出及生成检索报告等操作。

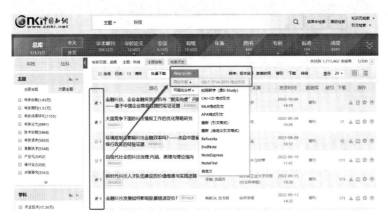

图 4-24　中国知网检索结果导出页面

2. 万方数据库

万方数据知识服务平台内容涵盖期刊、学位论文、会议论文、法规、成果、专利、标准、报纸、企业产品等多种文献。建有中国学术期刊数据库、中国学位论文全文数据库、中国学术会议文献数据库、中外专利数据库、中外标准数据库、中国法律法规数据库、中国科技成果数据库、中国地方志数据库、万方视频数据库、国内外文献保障服务数据库、中国机构数据库、中国科技专家库、中外科技报告数据库等各类型子库。

(1)数据库登录

通过万方数据主页(网址为 https://www.wanfangdata.com.cn/)进行登录。购买了使用权的单位不需要输入用户名或密码就可直接登录。主界面如图 4-25 所示。

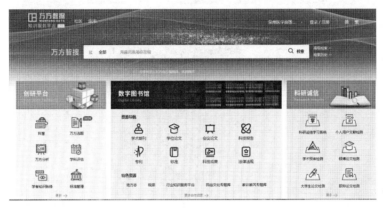

图 4-25　万方数据主界面

(2)检索途径与方法

①统一检索。

万方数据知识服务平台首页的检索框即为统一检索的输入框,实现多种资源类型、多种来源的一站式检索和发现;同时,它还可对用户输入的检索词进行实体识别,便于引导用户更快捷地获取知识及学者、机构等科研实体的信息。

在统一检索的输入框内,用户可以选择想要限定的检索字段,目前共有 5 个可检索字段:题名、关键词、摘要、作者和作者单位。如图 4-26 所示。

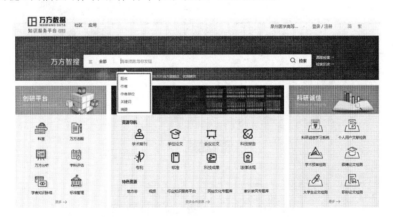

图 4-26　万方数据统一检索设置页面

②分类检索。

万方智搜为用户提供了不同资源的分类检索,包括期刊、学位、会议、专利、科技报告、地方志等资源。用户可以通过点击检索框上部的资源类型进行检索范围切换。

期刊检索可以实现期刊论文检索和期刊检索。输入检索词或限定字段并输入检索词,点击"搜论文"按钮,实现对期刊论文的检索;输入刊名、刊号,点击"搜期刊",实现对期刊的检索,如图4-27所示。

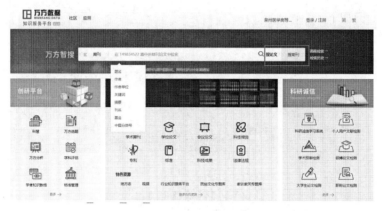

图4-27 万方数据分类检索设置页面

③高级检索。

在默认的快捷检索页面的检索词输入框的右方,有"高级检索"选项。点击可进入高级检索页面,如图4-28所示。高级检索支持多个检索类型、多个检索字段和条件之间的逻辑组配检索,方便用户构建复杂的检索表达式。在高级检索页面,可以根据需要,选择想要检索的资源类型和语种;通过添加或者减少检索条件,通过"与""或""非"限定检索条件,可以选择文献检索的字段,例如会议主办方、作者、作者单位等;还可以限定文献的发表时间和万方数据文献的更新时间。同时,高级检索也提供了精确和模糊的选项,满足用户查准和查全的需求。点击"检索历史"可以调出前几次检索内容并对其序号进行运算。

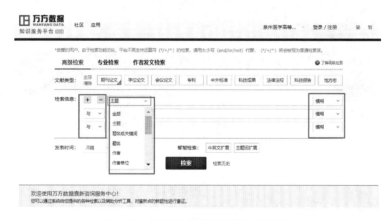

图4-28 万方数据高级检索设置页面

④专业检索。

在高级检索页面可选择专业检索途径。专业检索是所有检索方式里面比较复杂的一种检索方法,需要用户自己输入检式来检索。用户应确保所输入的检索方式语法正确,这样才能检索到想要的结果。每个资源的专业检索字段都不一样,详细的字段可以点击

"可检索字段"进行选择。如果对自己想要检索的检索词不确定,可以使用"推荐检索词"功能,输入一些语句,点击"提取检索词",得到规范的检索词,如图 4-29 所示。

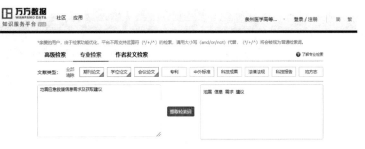

图 4-29　万方数据专业检索设置页面

⑤跨语言检索。

万方智搜除了提供基本的统一检索、高级检索、专业检索外,还创新性地提供了跨语言检索。跨语言检索指的是用户输入一种语言的检索词,系统对该检索词进行多语种检索。目前,万方数据知识服务平台内包括中文、英文、日文等语种的文献,用户可以对这些语种的文献进行统一检索。例如,在检索框内输入检索式"氟尿嘧啶",检索出的结果包括中文、英文、德文等多个语种,并实现混合排序。

⑥二次检索。

在检索结果页面,还可以对该检索结果进行二次检索。二次检索可以对检索字段进行限定检索。二次检索的检索字段根据不同的资源会有所不同,主要有标题、作者、关键词、起始年、结束年。

例如,在检索框里输入检索式"氟尿嘧啶",得到检索结果,如图 4-30 所示。

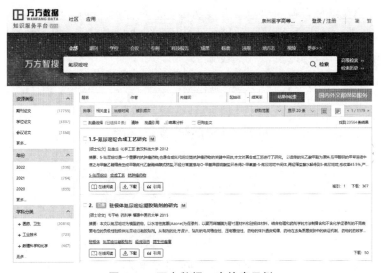

图 4-30　万方数据一次检索示例

对检索结果进行二次检索,限定标题为"胃癌",点击"结果中检索"对检索结果进行精简,得到最终检索结果,如图 4-31 所示。

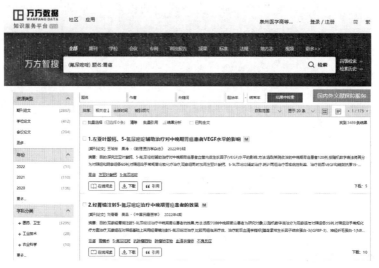

图 4-31 万方数据二次检索示例

3. 维普数据库

重庆维普资讯有限公司是全球第一家从事中文期刊数据库研究的机构,覆盖的学科包括医药卫生、矿业工程、电子电信、轻工技术与工程等;累计收录期刊 14000 余种,现刊 9000 余种,文献总量 6000 余万篇。

(1)数据库登录

通过维普数据库主页(网址为 http://qikan.cqvip.com/)。购买了使用权的单位不需要输入用户名或密码就可直接登录。

【检索实例】在维普数据库中检索有关病毒性肝炎方面的文献。

①在维普数据库基本检索界面,先选择检索字段"题名或关键词"(保证查准率),在检索输入框中输入"病毒性肝炎",点击"检索"。

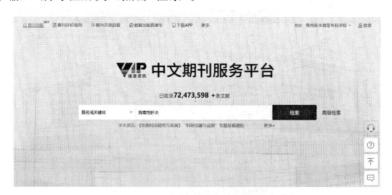

图 4-32 维普数据库搜索示例

②在检索结果页面,左侧有二次检索输入框及聚类分析区,包括年份、学科、主题、期刊、作者、机构等聚类分析项。右侧结果区域上方为"导出题录""引用分析""统计分析"、

排序选项。

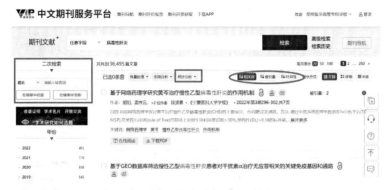

图 4-33　维普数据检索页面分析

③点击检索结果页被引量，可查看具体引证文献。

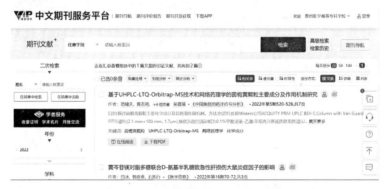

图 4-34　维普数据引证文献分析

+-+

4.3　外文数据库

+-+

外文文献数据库可以从多种角度进行分类，其中从所收录文献信息的使用方式的角度分类如下：

第一类是收录摘要、文献来源和文献引证关系的数据库，以所谓的三大索引数据库为代表。

第二类是收录文献全文的数据库，以 ScienceDirect、Springer 和 Wiley 为代表。

第三类是含有少量免费全文，但对于大多数文章只是收录摘要和文献来源信息的数据库，以 PubMed 为代表。

第四类是既包含全文电子期刊库，又包含文摘数据库的数据库，以 Ovid 为代表。

4.3.1 外文文摘型数据库

1. Web of Science(SCI/SSCI/A＆HCI/CPCI)

Web of Science 是 Clarivate(科睿唯安)的学术信息整合平台,其核心合集是获取全球学术信息的重要数据库(Web of Science 核心集合、BIOSIS Previews、MEDLINE 等等多种数据库资源),收录了全球18 000多种权威的、高影响力的学术期刊,内容涵盖自然科学、工程技术、生物医学、社会科学、艺术与人文等领域,如图 4-35 所示。

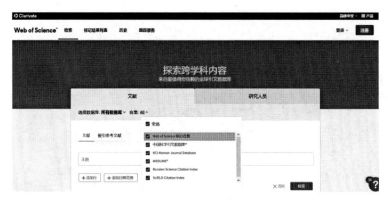

图 4-35　Web of Science 主界面

Web of science 的核心合集中有:SCI、SSCI、A＆HCI、CPCI 等索引数据库,其中 SCI 全称为 Science Citation Index,指科学引文索引,涵盖了自然科学领域的多学科综合数据库,共收录8 600多种自然科学领域的世界权威期刊,覆盖了 176 个学科领域。SSCI (Social Sciences Citation Index,社会科学引文索引,SCI 的姐妹篇)和 A＆HCI(Arts ＆ Humanities Citation Index,艺术与人文领域的引文数据库)是国际知名的检索和多学科引文管理工具,其中,SSCI 收录了社会科学领域 1900 年至今的4 000种学术期刊;A＆HCI 收录了人文艺术领域 1975 年至今的1 900种学术期刊,CPCI(Conference Proceeding Citation Index,科技会议文献检索数据库)收录 1990 年以来全球超过148 000个国际会议的会议文献。

2. EI(美国工程索引)

EI Compendex 就是我们常说的美国工程索引 EI 数据库,是全世界最早的工程文摘来源。EI Compendex 收录年代自 1969 年起,涵盖 175 种专业工程学科,包含1 100多万条记录,每年新增的 50 万条文摘索引信息分别来自5 100种工程期刊、会议文集和技术报告。EI Compendex 收录的文献涵盖了所有的工程领域,其中大约 22％为会议文献,90％的文献语种是英文,如图 4-36 所示。

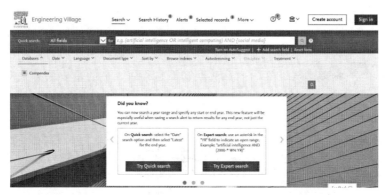

图 4-36　EI 主界面

4.3.2　外文全文型数据库

1. ProQuest 数据库(访问地址:https://search.proquest.com)

ProQuest 是美国国会图书馆(U.S. Library of Congress)指定的收藏全美国博硕士论文的机构,收录来自全球 100 个国家 3 100 所大学的学位论文。近年来,ProQuest 还不断提高北美地区以外的国际学位论文信息源的覆盖率,与其他国际知名大学和各国高等教育文献保障机构开展论文合作项目,旨在通过这种深度合作,进一步丰富 PQDT Global 数据库的内容。全球博硕士论文全文数据库(ProQuest Dissertations and Theses Global,简称 PQDT Global)是目前世界上规模最大、使用最广泛的博硕士论文数据库。数据库涵盖了从 1861 年获得通过的全世界第一篇博士论文(美国),17 世纪的欧洲培养单位的博士论文,到本年度本学期获得通过的博硕士论文。PQDT Global 内容覆盖科学、工程学、经济与管理科学、健康与医学、历史学、人文及社会科学等各个领域。每周更新,年增论文逾 13 万篇。

2. Elsevier ScienceDirect 全文库(访问地址:https://www.sciencedirect.com/)

Elsevier ScienceDirect 是全球著名出版公司爱思唯尔(Elsevier)的全文数据库平台,是全世界最大的科学、技术、医学全文电子资源数据库,目前已获得 135 个国家和地区 1 100 万科研人员的认可。

Elsevier ScienceDirect 期刊全文库为全球研究人员提供 3 800 多种同行评审期刊,有超过 82% 的期刊被 SCI 收录,是世界上公认的高品质学术数据库,提供覆盖自然科学与工程、生命科学、健康科学、社会科学与人文科学四大领域 24 个学科的优质学术内容。根据 SCI 分类的 234 个学科中,70 个学科排名第一的期刊来自爱思唯尔出版社。

3. SpringerLink 全文库(访问地址:http://link.springer.com/)

SpringerLink 数据库是世界著名的科技出版集团德国的施普林格(Springer-Verlag)出版公司提供的网上在线服务。SpringerLink 数据库主要提供学术期刊及电子图书的在线服务。2002 年 7 月开始,施普林格公司和 EBSCO/Metapress 公司在我国开通了

SpringerLink 服务。

收录范围：SpringerLink 数据库共包含 400 多种电子学术期刊,其中绝大多数是英文期刊,涉及 12 个学科——生命科学、医学、数学、化学、计算机科学、经济、法律、工程学、环境科学、地球科学、物理学与天文学。这些期刊都是科研人员的重要信息来源。

4.4 网络信息

与传统信息资源相比,网络信息资源作为一种新的资源类型,既继承了一些传统的信息组织方式,又在网络技术的支撑下出现了许多与传统信息资源显著不同的独特之处。

4.4.1 网络信息资源概述

关于网络信息资源的定义,并没有一个统一的说法。有学者认为,网络信息是通过计算机网络可以利用的各种信息资源的总和,即以数字化形式记录的,以多媒体形式表达的,分布式存储在网络计算机的磁介质、光介质以及各类通信介质上,并通过计算机网络通信方式进行传递的信息内容的集合①。该定义主要揭示了网络信息资源的载体、表达形式、组织的结构以及传播手段等要素。

4.4.2 计算机检索技术

1. 布尔逻辑检索

布尔逻辑检索(Boolean logic searching)是计算机检索中较基本、运用较广泛的检索方式,是利用布尔逻辑运算符对若干个检索词进行组合来表达检索要求的方法。布尔逻辑运算符有 AND、OR、NOT 三种,分别表示逻辑与、逻辑或、逻辑非三种逻辑运算关系。布尔逻辑运算符有逻辑与、逻辑或和逻辑非,各种逻辑组配关系如图 4-37 所示,逻辑检索的表示方法、检索功能和技术示例如表 4-3 所示。

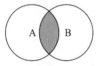
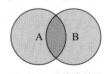
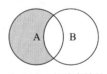

（a）AND的检索结果　　（b）OR的检索结果　　（c）NOT的检索结果

图 4-37　布尔逻辑关系图

---

① 李莹.试析网络信息资源管理的特点[J].情报科学,2000(4):319-321.

表 4-3　逻辑检索的表示方法、检索功能和技术示例

逻辑与 （并且）	表示方法	用"＊"或"AND"表示，如"A AND B"或"A＊B"
	检索结果	既含有检索词 A 又含有检索词 B 的文献
	检索功能	表示概念交叉和限定关系的一种组配，用来缩小检索范围，提高检出文献与检索要求的相关性，提高查准率
	检索示例	查询有关糖尿病与高血压的文献，其逻辑表达式为"糖尿病 AND 高血压"，表示同时含有"糖尿病"和"高血压"两个词的文献
逻辑或 （或者）	表示方法	用"＋"或"OR"表示，如"A OR B"或"A＋B"
	检索结果	含有检索词 A 或含有检索词 B 的文献
	检索功能	表示概念并列关系的一种组配，用来扩大检索范围，增加文献的检出数量，防止漏检，提高查全率
	检索示例	查询有关甲肝或者乙肝的文献，其逻辑表达式为"甲肝 OR 乙肝"，表示检索有关甲肝或者乙肝的文献
逻辑非 （不包含）	表示方法	用"NOT"表示，如"A NOT B"或"A－B"
	检索结果	含有检索词 A，同时不含有检索词 B 的文献
	检索功能	具有不包含概念关系的一种组配，用来缩小检索范围，减少文献输出量，提高检索词的准确性
	检索示例	查询有关肺部疾病，但不包含肺炎内容的文献，其逻辑表达式为"肺部疾病 NOT 肺炎"，表示从"肺部疾病"中去除有关"肺炎"内容的文献

当一个检索提问式含有多个布尔逻辑运算符时，执行的顺序为 NOT 优先运算，AND 其次，OR 最后，即执行顺序为 NOT＞AND＞OR。如果要改变运算顺序，则要用圆括号将需要优先运算的内容包括起来。例如，查找维生素 A 与维生素 D 对治疗骨质疏松症的作用，检索式应为"（维生素 A OR 维生素 D）AND 骨质疏松症"。

目前使用的光盘检索系统、数据库检索系统、网络信息检索工具绝大部分能提供布尔逻辑运算检索，如中国生物医学文献数据库、万方数据资源、Lycos、Excite 等。只有部分搜索引擎不支持布尔逻辑运算符及圆括号组成的复杂检索表达式。

2. 截词检索

截词检索（truncation searching）就是在检索的过程中将检索词截断，只取其中的一部分，再加上截词符号一起进行检索的方法。系统将按照输入的检索词和符号进行对比匹配，凡包含检索词及检索词片段的文献均被检索出来。

截词检索主要用于检索词的单、复数形式，动词的词尾变化以及词根相同的一类词。为了提高查全率，检索过程中常会考虑截词检索。因为截词检索简化了检索步骤，扩大了检索范围，所以在检索系统中得到了广泛的应用。

截词的方式有很多，有左、右截词（前、后截词）和中间截词，其中以右（后）截词的使用居多。常用的截词符号有"＊""％""?""＃""＄"等，截词符代表一个或若干个字符，在不

同的检索系统中用不同的符号代表各种含义。"＊"常代表多个字母,比如:输入"immun ＊",可检索出含有 immun、immune、immunol、immunity、immunology、immunization 和 immunizations 的记录。有些数据库中也常用"?"代表 0～1 个字母。各种截词检索的说明、示例和结果如表 4-4 所示。

表 4-4　截词检索的说明、示例和结果

后截断	说明	前方一致检索,截词符放在被截词的右边
	示例	socio ＊
	结果	可以检索出 sociobiology、socioecology、sociology
前截断	说明	后方一致检索,截词符放在被截词的左边
	示例	・magnetic
	结果	可以检索出 electro-magnetic、electromagnetic、thermo-magnetic
中截断	说明	中间一致检索,把截词符放在词的中间
	示例	organi? ation
	结果	可以检索出 organisation、organization
有限截断	说明	限制被截断的字符数量
	示例	educat?
	结果	表示被截断的字符只有两个,可以检索出 educator、educated
无限截断	说明	不限制被截断的字符数量
	示例	educat ＊
	结果	可以检索出 educator、educators、educated、educating、education

　　文献数据库通常都支持截词检索功能,部分搜索引擎也支持截词检索功能,一般以支持后截词检索的为多。

3. 限定检索

　　文献数据库的每条记录通常由多个代表不同信息的字段组成。一般情况下,如果不单独选定在某一字段中查询,系统会自动默认在若干个基本字段或全部字段中检索。绝大多数检索系统都会有一些缩小或约束检索结果的方法,最常用的是对特定字段的限定检索(limit searching)。用户可以限定某一字段或某几个字段进行检索,以使检索结果更准确集中。限定检索的限制符多为 IN、＝、AD(著者地址)、AU(著者)、PT(文献类型)等,例如,Beijing IN AD 表示限定检索著者地址在"北京"的文献。表 4-5 列出了一些常见的字段名称、字段代码和字段中文名称。

表 4-5　常见的字段名称、字段代码和字段中文名称

字段名称	字段代码	字段中文名称
Title	TI	题名(篇名)
Subject	SU	主题
Keyword	KW	关键词
Author	AU	作者
Author Affiliation	AF	作者单位
Abstract	AB	摘要
Source	SO	文献来源
Publication Year	PY	出版年份
Language	LA	语种
Address of Author	AD	作者地址
Accession Number	AN	记录存储号
Classification Code	CL	分类号
CODEN	CN	期刊代码
ISSN	IS	国际标准刊号

4. 扩展检索

对于同一个概念或名称,不同的用户有不同的理解和表述。例如,"肾功能衰竭"这个概念的表述可能是"肾功能不全""肾机能不全""肾衰""肾衰竭"等。如果对每个词都进行检索,就大大增加了检索的难度。扩展检索则可以提供相同或相近概念的多个词的检索。

计算机的扩展检索是一种传统的智能检索技术。计算机自动或半自动地对检索词进行扩展,用户可根据需要选定多个扩展的检索词进行逻辑或(OR)的扩展检索。

扩展检索可分为下位词扩展检索、同义词扩展检索等类型。很多数据库提供了主题词表或同义词表,用户可以根据输入的检索词查询到检索词的上下位词、同义词或同位词,以便选择需要扩展的检索词。

例如,维普中文科技期刊数据库的高级检索中的关键词字段检索就提供同义词扩展检索功能,用户输入检索词"高血压",并选择"同义词"检索时,系统会提供"高血压"的同义词"高血压病""高血压综合征""高血压危象""肾血管性高血压"等,进行扩展检索选择。

5. 位置运算符

有些数据库提供了用运算符来表达检索词在记录中相互位置关系的功能,但不同的检索系统所用的符号不同,如 same、with、near 等,都表示要求两个检索词必须同时出现在同一记录(或指定的某一字段)中,并且两词的相互位置必须符合规定的相邻度才能命中。各种词间位置运算符如表 4-6 所示。

表 4-6　各种词间位置运算符

（W）	说明	表示该运算符两边的检索词按顺序排列,不许颠倒
	示例	Communication(W) satellite
	结果	只能检索出含有 communication satellite 的文献,不能检索出含有 satellite communication 的文献
（nW）	说明	表示该运算符两边的检索词按顺序排列,不许颠倒,并且中间可间隔 n 个词
	示例	communication(1W) satellite
	结果	可以检索出含有 communication broadcasting satellite 等词的文献
（N）	说明	表示该运算符两边的检索词顺序可以颠倒
	示例	Communication(N) satellite
	结果	既能检索出含有 communication satellite 的文献,也能检索出含有 satellite communication 的文献
（nN）	说明	表示该运算符两边的检索词顺序可以颠倒,并且中间可间隔 n 个词
	示例	Communication(2N)satellite
	结果	既能检索出含有 communication bus for satellite 的文献,也能检索出含有 satellite sharing mobile communication 的文献
（S）	说明	表示该运算符两边的检索词必须同时出现在文献记录的同一子字段中(如篇名、摘要中的一个句子等),词序任意
	示例	Communication(S) satellite
	结果	可以检索出 constructing a new communication system by integrating the GSM to the satellites infrastructure 的文献

位置运算可以弥补布尔逻辑运算、截词运算检索的一些不足。使用位置运算符可以增强选择词的灵活性,解决一部分布尔逻辑检索不能解决的问题,从而提高文献检索的水平和筛选能力,但能提供位置运算的检索系统并不多。

4.4.3　搜索引擎

搜索引擎(search engine)是指根据一定的策略,运用特定的计算机程序从互联网上搜集信息,再对信息进行组织和处理,为用户提供检索服务,将检索的相关信息展示给用户的系统。搜索引擎是工作于互联网上的一种检索工具,它旨在提高人们获取信息的速度,为人们提供更好的网络使用环境。它具有信息检索服务的开放性、超文本的多链接性和操作简单的特点。

1. 搜索引擎的使用

简单来说,大家日常用到的搜索引擎工作流程大多是一样的,即如下 4 步:

（1）用蜘蛛爬虫抓取数据

每天有无数人无数次单击搜索引擎去搜索各种各样的东西，而每一次搜索都在短短的零点几秒内就能搜到数万条甚至是千万条的信息供我们参考。为什么搜索引擎能够找到这么多结果？主要是依靠一种称为蜘蛛的机器人，每天 24 小时不眠不休地在网站上抓取各种各样的信息。

这些搜索引擎派出去的蜘蛛爬虫是怎样工作的呢？它们首先就是出去寻找各种网站的链接，在发现了链接后会把这个网页下载下来并且存入临时的库中，然后继续提取这个网页的所有链接，如此循环。

那么搜索引擎的蜘蛛抓取网页有规律吗？答案是"有的"！ 如果没有规律、漫无目的地抓取，不仅影响工作效率，也会影响抓取回来的信息的质量。所以，蜘蛛爬虫在抓取网页的时候也会采取一定的策略，比如深度优先，即在抓取时，越深的链接越优先；或者采用广度优先的策略，即抓取到的网页的子网页越广越优先。

蜘蛛爬虫对于已经抓取过的网页还会进行重访，因为网页会更新、迭代或者消失。为了保证搜索结果的时效性和准确性，爬虫会采取全部重访或者单个重访的方式来重新抓取信息。在蜘蛛爬虫获取信息之后，这些网页信息就会进入第二个系统：数据分析系统。

（2）分析系统分析数据

搜索引擎不会将抓取的网页一股脑儿地全都吞下，而是要进行基本的数据分析处理，变成能够存储到索引系统的部分。这就像打猎一样，打回来的猎物要进行基本的处理才能存储起来。那么数据分析主要包括哪些步骤呢？具体如下。

①清理。

简单来说就是把抓取回来的网页代码进行删除，重复内容进行清理，然后把关键内容提取出来，就像我们把买回来的菜去掉多余的部分、清洗干净，然后切段整理一样。

②分析链接。

在这一步骤中，搜索引擎会查询这个页面的反向链接有多少、导出链接有多少，然后对页面权重进行评分。

③存入索引库。

这一步就是搜索引擎在进行了前面的步骤后提取正文的内容，然后把内容分成 N 个词，进行排列，然后存入索引库。

（3）建立索引

当用户输入关键词进行搜索时，由搜索系统程序从网页索引数据库中找到符合该关键词的所有相关网页。因为所有相关网页针对该关键词的相关度早已算好，所以只需按照现成的相关度数值排序，相关度越高，排名越靠前。

（4）查询结果

最后，由页面生成系统将搜索结果的链接地址和页面内容摘要等组织起来返回给用户。

2. 搜索引擎的分类

搜索引擎按其工作方式主要可分为三种，分别是全文搜索引擎、元搜索引擎和垂直搜索引擎。

（1）全文搜索引擎

全文搜索引擎就是我们一般意义上认识的搜索引擎，谷歌、百度等耳熟能详的大搜索引擎，都属于全文搜索引擎。上面介绍的搜索引擎的主要工作步骤，也是全文搜索引擎的用法。

（2）元搜索引擎

元搜索引擎是指通过搜索对话框在接受用户查询请求后，同时在多个搜索引擎上搜索，并将结果返回给用户。这种搜索引擎不需要大量的爬虫去抓取海量的网站信息，而是直接向各大搜索引擎要就行了，这样就可以集中多个搜索引擎的资源。著名的元搜索引擎有 WebCrawler、Dogpile 等，比如 WebCrawler 会在谷歌和雅虎两个搜索引擎中进行检索。在搜索结果排列方面，有的元搜索引擎直接按来源排列搜索结果，如 Dogpile；有的元搜索引擎给出来的结果则是按自定的规则将结果重新排列组合，如 Vivisimo。

（3）垂直搜索引擎

和大型搜索引擎相比，使用垂直搜索引擎搜索范围更小、更精准。

大型搜索引擎的数据库存储了互联网上几亿甚至几十亿个网页索引，但即使最大的搜索引擎建立超过 20 亿个网页的索引数据库，也占不到互联网上普通网页的 30％，不同搜索引擎之间的网页数据重叠率一般在 70％以下。所以，当你死磕百度而得不到想要的答案时，也可以去尝试一下多平台搜索，同时配合本书讲到的一些小技巧，成功率会高很多。我们使用不同搜索引擎的重要原因，就是它们能分别搜索到不同的内容。

3. 搜索引擎常用检索方法（以百度为例）

以下指令，可以快速帮助我们使用搜索引擎精准地找到自己想要的内容。

（1）site：搜索范围限定在特定站点中

site 是最常用的搜索指令，它用来搜索某个域名下的所有文件。

如搜索国家卫健委发布的关于医保的信息。注意冒号用英文，网站前不加"http://"。

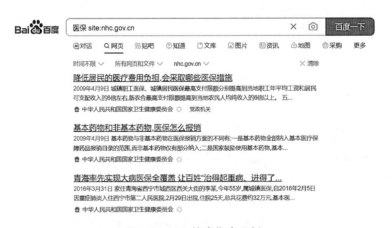

图 4-38　site 搜索指令示例

（2）intitle：搜索范围限定在网页标题中

网页标题通常是对网页内容提纲挈领式的归纳。把查询内容范围限定在网页标题中,有时能获得良好的效果。因为很多时候我们搜索出来的结果页面标题没有包含搜索关键词,只是页面描述或是网页里面某段内容包含了搜索关键词而被匹配到了。为了防止这种情况导致结果过多,难以获取目标信息,必要的时候可以使用 intitle 指令。

例如:intitle:教育技术

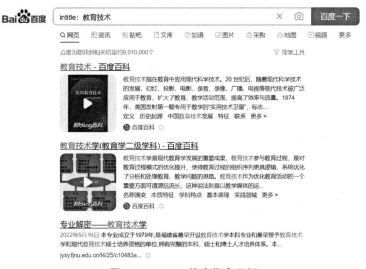

图 4-39 intitle 搜索指令示例

(3)inurl:搜索范围限定在 url 链接中

网页 url 中的某些信息,常常有某种有价值的含义。如果对搜索结果的 url 做某种限定,可以获得良好的效果。

例如:auto 视频教程 inurl:video

查询词"auto 视频教程"是可以出现在网页的任何位置,而"video"则必须出现在网页 url 中。

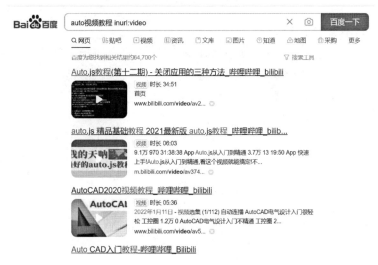

图 4-40 inurl 搜索指令示例

（4）双引号""：精确查找

查询词加上双引号""则表示查询词不能被拆分，在搜索结果中必须完整出现，如此可以对查询词精确匹配。如果查询词不加双引号（""）经过百度分析后可能会拆分。当我们在搜索信息的时候，若一直找不到和自己需求匹配的内容，就可以尝试加双引号。

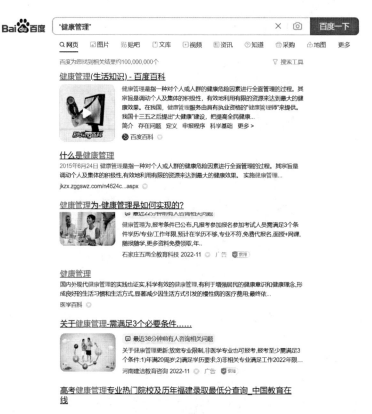

图 4-41 ""搜索指令示例

（5）减（－）：不含特定查询词

减号（－）代表搜索不包含减号后面的词的页面。使用该指令需注意的是：减号前面有空格而后面没有空格，紧跟着需要排除的词。

例如我们可以用这个方法去除百度的广告。大家可以看出用上"－广告"的指令后和图 4-41 展示的结果是有差别的。

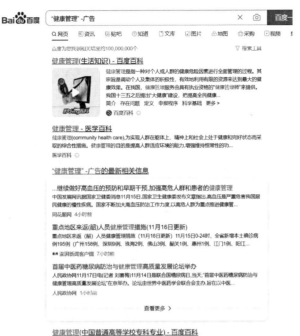

图 4-42　一搜索指令示例

（6）加号（＋）：包含特定查询词

查询词用加号＋语法可以帮您在搜索结果中必须包含特定的关键词的所有网页。

例如：电影＋蜘蛛侠

查询词"电影"在搜索结果中，"蜘蛛侠"必须被包含在搜索结果中。

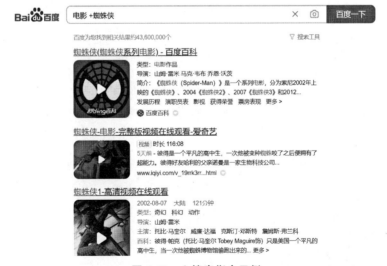

图 4-43　＋搜索指令示例

我们使用的搜索引擎一般都是关键词检索，而我们在日常表达中习惯于问答的形式，这与搜索引擎的"语言"格格不入，以下几点供大家参考：

①尽量用网页上出现的关键词：

明确搜索的方向，"北京＋资料"就不如"北京＋历史"。

②避免长句子，不用疑问句：

"中国的国土面积有多大?"不如"中国＋国土面积"。

③尽量使用区分度高的特征词：

"手机＋价格"＜"华为手机＋价格"＜"mate30＋价格"。

(7)filetype:搜索范围限定在指定文档格式中

查询词用 filetype 语法可以限定查询词出现在指定的文档中，支持的文档格式有 pdf,doc,xls,ppt,rtf,all。这一搜索指令对于找文档资料相当有帮助。

例如，搜索"photoshop 实用技巧 filetype:pdf"，返回的就是包含 photoshop 实用技巧这个关键词的所有 PDF 文件。filetype 指令也是比较推荐的，在寻找一些实用性文档的时候可以帮大忙。

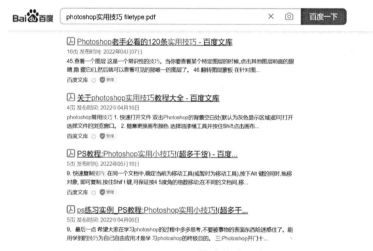

图 4-44 filetype 搜索指令示例

以上检索语言也可通过访问百度高级搜索页面 http://www.baidu.com/gaoji/advanced.html 进行操作。百度高级搜索页面将上面的所有的高级语法集成，用户不需要记忆语法，只需要填写查询词和选择相关选项就能完成复杂的语法搜索。

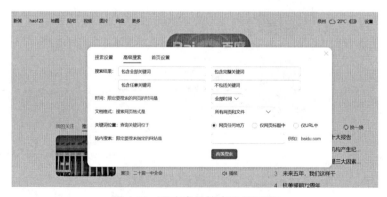

图 4-45 百度高级搜索设置页面

4.5　新医科重点信息来源

4.5.1　医药卫生学科常用中文数据库

医药卫生学科常用中文数据库为 CBM(China Biology Medicine)中国生物医学文献数据库。CBM 是一个综合性医学文献数据库。该数据库收录了 1 600 多种中国生物医学期刊,学科覆盖范围涉及基础医学、临床医学、预防医学、药学、中医学及中药学等生物医学的各个领域,每月更新,是一个集检索、免费获取、个性化定题服务、全文传递服务于一体的生物医学中外文整合文献服务系统。CBM 比较注重数据的规范化处理和知识管理,全部题录均根据美国国立医学图书馆(National Library of Medicine,NLM)最新版《医学主题词表》、中国中医研究院中医药信息研究所《中国中医药学主题词表》等进行主题标引和分类标引。

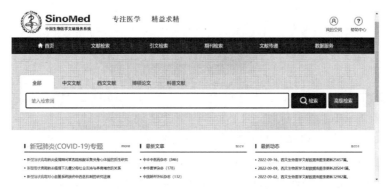

图 4-46　CBM 中国生物医学文献数据库首页

4.5.2　医药卫生学科常用外文数据库

1. Medline/PubMed

美国国立医学图书馆下属的数据库有很多,比如基因序列数据库 GenBank、毒理学数据库 TOXNET 等等。Medline 则是 NLM 所属的综合生物医学信息书目数据库。Medline 收录全球超过 5 200 种期刊的 2 500 万份文献,是目前最大的医学文摘数据库,使用 MeSH 主题词检索。PubMed(https://www.ncbi.nlm.nih.gov/pubmed)是 NLM 所属国家生物技术信息中心(NCBI)开发并维护的面向公众开放的检索系统,就文献检索而言,既可以检索 Medline 的文献,也可以检索其他来源的文献。

虽然 Medline 是文摘数据库,但是 PubMed 可以链接到 ScienceDirect、Springer、Ovid

等全文数据库获得全文,是医生和医学生最熟悉的文献检索数据库。另外,通过 PubMed 主页上「RESOURCES」的链接还可以访问 NCBI 的分子生物学、基因、遗传学等数据库。

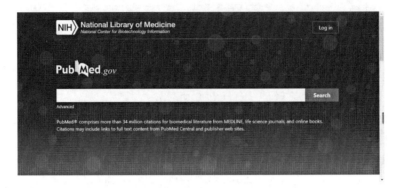

图 4-47　PubMed 数据库首页

2. Embase

Embase(Excerpta medica database,https://www.embase.com)是爱思唯尔出版集团所属的医药文献数据库,收录 1947 年以来的药物及医学文献,包含有 2000 余项 Medline 未收录的杂志,尤其以药物相关的文献全面丰富为其特点。检索使用 EMTREE 主题词,包含了 MeSH 主题词。

4.5.3　检索实例

检索氟尿嘧啶(fluorouracil)治疗胃癌(stomach cancer)的相关中外文综述类型文献。

1. 分析课题,明确检索要求

所属学科是医学;关键词有"氟尿嘧啶""胃癌";限定条件是文献类型为综述。

2. 选择数据库系统

中文文献可以选择 CBM,也可以选择万方、中国知网、维普、读秀学术搜索等;外文文献可以选择 PubMed。

3. 选择检索途径

中文文献:CBM 的关键词途径、主题词途径都可以。

外文文献:PubMed 数据库的关键词途径、主题词途径都可以。

4. 确定检索标识

中文文献的检索词:氟尿嘧啶、胃癌、胃肿瘤。

外文文献的检索词:fluorouracil、stomach cancer、stomach neoplasms、gastric cancer。

5. 构建检索表达式

(1)中文文献

①CBM 的关键词途径:(胃癌 OR 胃肿瘤)AND 氟尿嘧啶。限定文献类型:综述。

②CBM 的主题词途径:氟尿嘧啶/治疗应用 AND 胃肿瘤/药物疗法。限定文献类

型：综述。

（2）外文文献

①PubMed 数据库的关键词途径：Fluorouracil AND（"Stomach cancer"OR"Stomach Neoplasms"OR"Gastric cancer"）.limited：review.

②PubMed 数据库的主题词途径：（"Fluorouracil/therapeutic use"[MeSH]）AND "Stomach Neoplasms/drug therapy"[MeSH].limited：review.

6. 调整检索策略

如果觉得关键词途径的检索效果不满意，则可以试试主题词途径的检索等。

7. 获取全文文献

中文文献可以选择万方、中国知网、维普、读秀等数据库获取全文；外文文献可以选择 ProQuest、PubMed Central、PubMed 等数据库获取全文。

第 5 章 | 信息的选择

5.1 选择信息源

信息源是信息查找与获取的对象,不同类型和形式的信息源,在信息传递与交流中具有各自的特点,所起的作用也不同。在信息检索的实践中,用户需根据信息需求的不同情况,在分析和明确信息需求的基础上熟悉各类信息源,有针对性地选择恰当的信息源,才能做到有的放矢。

5.1.1 选择的目标

信息源的选择目标就是针对不同的信息需求,最终达到信息的全面性和准确性的统一。查全率和查准率是评价信息检索过程与检索效果的两个主要指标,两者之间存在着相互制约的现象。在选题之初,需要找"准"综述类信息源,从中确定自己的课题、研究方向;定题后撰写综述时则要注意查"全"课题所涉及的关键点及各类信息源。当需要掌握某一基本理论和解决研究中的具体问题时,以"准"为主;科研鉴定、申报成果、立项查新时,信息选择要注重"全"。注意:不要过多地依靠单一的信息源,否则无法得到更充分、更有力的观点。

查全率和查准率都是判断某一系统检索效果的指标,而非针对全部资源,所以,我们在选择信息源时,判断全面性和准确性时要结合具体的信息源类别、信息需求进行分析和判断。

5.1.2 选择的内容

信息源的选择过程无论对用户还是专业检索人员,都是对课题进行分析和研究的过程,因此选择信息源首先应明确选择的目的和要求,确定研究性质,了解所需信息的学科及文献类型等。

通常在选择信息源时所涉及的具体内容如下:

(1)检索目的(如课题申报、开题报告、学术论文、科技查新、课程论文、商业需求及其他需求类型等）；

（2）确定课题学科、专业、关键词；

（3）确定所需信息的时间范围；

（4）明确所需信息类型（如是图书、期刊、会议论文还是专利、标准）；

（5）确定与检索主题相关的学科范围的信息源（如是自然科学还是社会科学）；

（6）确定目标信息源的结果形式（是全文、索引，还是文摘）；

（7）确定所需信息源的语种（中文或外文）。

总之，范围越具体，目标信息源越明确，已知条件越多，检索效果越好。

5.1.3　选择的范围

（1）下列情况会用到图书：系统地学习知识；了解关于某知识领域的概要；查找某一问题的具体答案……

（2）下列情况会用到期刊与会议文献：当做学术研究时，了解与自己的课题相关的研究状况，查找必要的参考文献；了解某学科动态……

（3）下列情况会用到学位论文：科学研究开题前的文献调研；撰写开题报告时……

（4）下列情况会用到标准文献：产品设计、生产、检验；工程设计、施工；进出口贸易；写作、文献著录等各个方面。

（5）下列情况会用到百科全书：当对一个知识点需要有概括的、全面的了解时，百科全书是最好的选择。

（6）下列情况会用到报纸：寻找关于国际、国内和本地事件的最新消息；寻找社论、评论、专家或者大众的观点……

5.1.4　选择的方法

我们生活在信息爆炸的时代，享受信息丰富便利的同时，也面临在浩瀚的信息源中进行信息选择的困惑。个人知识结构、心理习惯、兴趣爱好以及获取便利性、经济性等均对信息的选择产生了影响。因此，我们在选择信息源的过程中更要重视方法的应用、范围的确定、依据的选取，以获取利用价值最大的信息源。

选择信息源时常用的方法有：

1. 溯源法

对手头可能用到的信息源所涉及的有关方面进行审查核对，做到追根溯源。如某数据库的学科覆盖范围，收录信息类型、数量，某段资料的原始出处以及来源期刊出版社，具体某个观点的最先提出者等。

2. 比较法

对所获取的信息进行对比，看对同一事实的不同说法和结论是否一致，如果相去甚远，则需进一步核查。如论述出自不同的专家，对某观点的研究深度与角度不同；均覆盖同一学科信息的数据库,有的数据库仅收录期刊论文,有的数据库则比较全面地涵盖期刊论文、会议论文、专利等。

3. 逻辑法

对信息的选择就是搜集、筛选和鉴别的过程。在搜集信息的过程中,严密的逻辑判断是必不可少的。要发挥自己的经验和判断力,结合个人知识结构,剔除虚假信息、过时信息,以取得最佳检索效果。

5.2 信息检索过程

5.2.1 选择检索方法

检索目的和要求不同,检索方法也就不一样。常用的检索方法有以下几种。

1. 顺查法

顺查法指按检索要求的时限,由远到近,从旧到新,按时间顺序查找文献的方法。这种方法的优点是查全率高,系统全面;缺点是效率低,费时费力。一般适合在了解学科历史背景和发展状况时使用。

2. 倒查法

倒查法指由近到远,从新到旧,按逆时间顺序查找文献的方法。一般倒查 1～5 年。这种方法的优点是省时省力,查得的文献较新;缺点是查全率相对较低。一般多用于新课题、新理论、新技术的检索。

3. 抽查法

抽查法指针对有关学科发展特点,抓住其发展较快和文献发表数量较多的年代进行检索。这种方法的优点是检索效率较高,能用较少的时间检索到较多具有代表性的文献;但使用这种方法时必须了解有关学科发展状况。

4. 追溯法

追溯法指以原始文献后面所附的参考文献为线索,逐一追踪查阅的方法。以一篇相关文献为检索起点,根据文后的参考文献,逐一追踪查找之前的相关研究,这样就可以得到越来越多的相关文献。这种方法的优点是简单、方便;缺点是查全率不高。

5. 浏览法

浏览法指对相关专业的期刊、年鉴、专著等进行经常性浏览和阅读,及时获得最新科研文献的方法。这种方法的优点是能及时获取最新科研动态,直接阅读全文;缺点是需事先了解本学科或专业的核心期刊,优先阅读这些期刊上的文献,全面性不高。

6. 循环法

循环法又称分段法或综合法,它实际上就是综合利用上述方法的检索方法。实际检索过程中,往往多种检索方法综合使用。比如先利用顺查法或倒查法检索出相关文献,再利用追溯法查阅文后的参考文献,从而获得更多的相关文献。

检索文献一般应做到"四先四后",即时间先近后远,语种先国内后国外,先专业后广泛,先综述后其他。

5.2.2 实践检索过程

虽然文献检索需求和检索环境等不同,检索过程略有差异,但总体的检索步骤是相同的。一次完整的信息检索通常遵循以下步骤。

1. 明确检索要求

分析研究课题是整个检索过程的关键,只有对研究课题进行全面的调查了解,才能更好地进行检索。

①要明确该课题的检索目的。比如是科研立项、科技成果鉴定,还是撰写科研论文,或是查找医疗信息、辅助医疗决策等。

②要分析检索课题的主要内容、所属学科,并确定有实质检索意义的关键词。课题中的一些没有实质检索意义的词,如研究进展、策略、展望、规划、对比分析等词语,不作为关键词。

③明确课题中的限定条件。如文献类型(期刊论文、学位论文、会议论文等)、时间范围、语种(中文、西文等)、研究对象(人或动物、男性或女性、年龄)等。

④大致确定检索词的表达形式,多个检索词还需明确检索词之间的关系。

如果对研究课题涉及的内容不够熟悉,可先利用图书、百科全书、词典、百度、综述文献等,尽可能多地了解课题的基本知识、名词术语(同义词、近义词、英文缩写、全拼等)、专家学者、研究进展等情况,以便更好地确定检索词。

2. 选择数据库系统

根据研究课题的分析情况选择数据库了解熟悉各种数据库系统的文献收录情况是正确选择数据库的前提。上一章已经列举了一些常见的中外文数据库,选择数据库时,主要从以下几个方面考虑。

①数据库系统是否权威、标引是否规范。

②数据库系统收录文献的学科范围及文献类型。

③数据库系统收录文献的规模数量及收费情况。

④数据库系统收录文献的时间范围及更新周期。

⑤数据库系统提供的检索途径、功能等。

总之要选择合适的数据库。通常还会利用多个数据库系统进行检索,以达到更高的查全率。

3. 选择检索途径

检索途径可分为从文献外部特征检索的途径和从文献内容特征检索的途径。

（1）从文献外部特征检索的途径

①题名途径：从书名、刊名、篇名入手查找文献的途径。题名是文献内容的高度凝练，题名途径的特点是方便、直接，而且查准率较高。

②著者途径：根据文献署名的个人著者或机构著者来查找文献的途径。著者途径的特点是可以通过检索某专业领域的知名学者专家，来查阅该领域代表性的文献，并且可以连续地跟踪他们的研究进展。

③序号途径：以文献的序号为检索词进行检索的途径。数据库中的文献一般都编有序号，而且序号具有唯一性，比如专利说明书的专利号、标准文献的标准号、科技报告的报告号、图书的 ISBN 号、期刊的 ISSN 号、Web of Science 数据库中的 WOS 号、PubMed 数据库中的 PMID、馆藏文献的索书号等。序号途径的特点是查准率高，并且检索效率高。

④引文途径：根据文献之间的引证关系进行检索。通常用于查找一篇文献的引用或被引用情况。引文途径的特点是，检索效率高；但查全率不高。

（2）从文献内容特征检索的途径

①分类途径：按照文献所属的学科体系进行文献检索的途径。分类途径具有族性检索功能，系统性好，可以反映隶属、派生与平行关系。分类途径要求检索者清楚待检课题的学科隶属关系，对所用的分类体系有一定的了解，熟悉分类语言的特点，注意跨学科课题的分类特征。

②关键词途径：关键词有时也称为自由词，是作者写文献时使用的自然词语。关键词途径指用从文献的标题、摘要或正文中选出的能代表文献主要内容的具有实际意义的词语进行检索。关键词是非规范化的检索语言，具有直观、专指、方便、灵活等特点，具有特性检索的功能。但需要考虑同一概念的同义词、近义词等，否则容易漏检。如检索"核磁共振"的相关文献时，还需要考虑"磁共振成像"、英文名称"magnetic resonance imaging"及缩写"MRI"等词，并用逻辑"或"运算。

③主题词途径：利用规范化主题词进行文献检索的途径。与关键词类似，也具有特性检索功能。与关键词不同的地方在于，主题词是规范化的检索语言，需要从词表中选取，而且主题词是概念的检索；关键词则是字面匹配的检索。通常描述一个事物的词语不止一个，但选取其中一个为其规范化主题词，用该主题词即能检索到关于这一事物的相关文献。主题词途径通常比关键词途径有更高的查全率和查准率。

提供主题词途径的数据库检索系统，尽量选择主题词检索。还可以使用主题词组配副主题词、主题词加权检索、主题词扩展检索等功能。

有时需要几种检索途径结合起来使用，以达到更好的查全、查准效果。

4. 确定检索标识

确定检索词是整个检索过程中较难把握且需要反复调整的环节。题名、著者、序号、引文途径相对好把握检索词，但分类、关键词、主题词途径相对不容易把握。

（1）分类途径

主要使用分类号或分类名作为检索词，需要用户对使用的分类体系比较熟悉。

（2）关键词途径

要注意同一事物的不同表达方式，即同义词、近义词、上下位词等都需要考虑。

（3）主题词途径

要注意选取合适的主题词及副主题词。

5. 构建检索表达式

用运算符将检索词连接起来，表达符合需求的逻辑概念。一般的数据库检索系统均提供这样的高级检索入口或专业检索入口。

6. 调整检索策略

对系统返回的检索结果不满意时，需要不断调整检索策略，直至满意。检索策略调整包括调换数据库、调整检索途径、调整检索词、调整表达式等。检索策略调整一般有两个方向，即查全和查准。

当检索出的文献数量偏少时，需要扩大检索范围，提高查全率。

拓展：如何扩大检索范围，提高查全率

①使用布尔逻辑"或"运算。同义词、近义词、上位词、下位词之间用逻辑"或"运算。

②使用截词算符。比如在中国生物医学文献数据库中，输入"肝炎％疫苗"，可以检索出包含"肝炎联合疫苗""肝炎重组疫苗""肝炎减毒活疫苗""肝炎灭活疫苗"等词的相关文献。

③使用扩展检索。扩展下位类或下位词，比如在中国生物医学文献数据库中，检索主题词含有"阿昔洛韦"的相关文献，如选择了扩展，则也会检索出主题词含有"更昔洛韦"的相关文献（"更昔洛韦"是"阿昔洛韦"的下位主题词）。

④使用上位词或上位类。

⑤使用范围更大的字段。比如选择"主题"或"文摘"字段通常比选择"题名"字段检索的结果更多。

当检索出的文献数量偏多，或文献的相关性差时，需要缩小检索范围，提高查准率。

拓展：缩小检索范围，提高查准率

①使用布尔逻辑"与"运算。增加检索词，用逻辑"与"运算，表示这几个检索词必须同时出现在同一条记录中。

②使用布尔逻辑"非"运算。排除不需要的检索词。

③使用字段限定或范围更小的字段。表示一个或几个检索词必须同时出现在同一条

记录的某一个或几个字段中。

④使用精确检索。

⑤使用位置算符。具体限定几个检索词之间的相对位置关系,还可以限定几个检索词同时出现在同一句话中。

⑥使用主题词与副主题词组配检索。

⑦使用加权检索。

⑧使用下位词或下位类。

⑨使用条件限定。如限定学科领域、时间、文献类型等。

5.2.3　整理检索结果

检索结束后,就要整理检索结果,即对已经检索出的信息进行分析、选择、整理和归纳,剔除其中参考价值不大的部分,归纳交叉重复的部分。如果检索结果仅仅是二次文献信息,还要获取全文;如果需要的是原始文献信息,要查出其收藏单位,如通过OPAC(联机公共检索目录)系统进行查找,再通过外借、复制、馆际互借、文献传递、网络下载、网络传送等手段获取信息。为了有效地降低获取信息的成本,可优先选用互联网上的开放获取信息源。

5.2.4　获取信息

对检索结果中的密切相关文献一般需要获取全文文献来阅读。获取全文文献的方法主要有如下几种。

①利用本机构购买的中外文全文数据库获取全文,如万方数据库、中国知网、维普、读秀学术搜索、ProQuest、ScienceDirect、Springer、Ovid等。

②有些文献是OA文献(即开放获取文献),可以免费下载全文。

③利用文献传递平台申请文献传递,如读秀、百链等平台。

④向图书馆寻求帮助。

⑤利用百度、论坛等寻求文献互助。

⑥利用免费文献网站或电子期刊网站获取全文。

⑦直接联系原文著者,向著者索取全文文献。

5.3 开放获取信息资源

"开放获取"(open access,OA)是在基于订阅的传统出版模式以外的另一种选择。通过新的数字技术和网络化通信,任何人都可以及时、免费、不受任何限制地通过网络获取各类文献,包括经过同行评议过的期刊文章、参考文献、技术报告、学位论文等全文信息,用于科研教育及其他活动,从而促进科学信息的广泛传播、学术信息的交流与出版,提升科学研究的共同利用程度,保障科学信息的长期保存。这是一种新的学术信息交流的方法,其核心特征是在尊重作者权益的前提下,利用互联网为用户免费提供学术信息和研究成果的全文服务。作者提交作品不期望得到直接的金钱回报,而是提供这些作品使公众可以在公共网络上利用。

5.3.1 开放获取信息资源的策略

1. 利用搜索引擎获取

用户可以选择以检索为主的搜索引擎,它提供对关键词、主题词或自然语言的查询,由程序自动搜索,用户只要在搜索框中输入检索式或表达式,如"开放获取期刊""开放内容""开放取用""Open Access"等,搜索引擎就会返回一组指向相关站点的超链接。由于是机器人程序自动搜索,因而可方便地收集更多的网站并及时更新、发现及删除已不存在的站点,从而大大提高用户查询结果的效率。

2. 利用专业网站获取

除了利用搜索引擎查找所需的信息外,还可利用专业网站进行获取。互联网上的专业站点很多,而且各类网站的技术侧重点也不尽相同,信息更新较快,如科技情报所、大学图书馆或公共图书馆等,都承担收集情报信息的职能,通过对这些站点的访问,可以收集到很多有价值的信息,起到事半功倍的效果。例如,清华大学图书馆推荐的"学术站点"、上海交通大学图书馆网络导航栏目中的"免费全文网站"就搜集了许多开放资源供用户使用。

3. 通过报刊等媒体获取

报纸、杂志在传播新学科、新技术、新发明、新思想等方面,有它独特的功能。"开放获取"这个概念诞生的时间不长,用户只要经常留意最新的报纸或图书情报等方面的刊物,或者通过浏览最新的期刊,均可收集到非常实用的信息,将其作为开放获取信息的来源。

4. 利用交互性网站获取

交互性网站主要包括专题讨论小组、论坛、网络会议、电子公告板、博客等。研究人员往往针对某一感兴趣的问题在网上讨论,这些议题经常是某一学科领域的热点或疑难问题。这些网站是集许多学科信息于一体的信息集合体,其出版活动没有同行评议、专家评审的参与,主要依靠学术水平来确保其公信力与权威性,也可认为是开放获取的实现模式。它通常还友情链接相关站点,利用价值也较高。

5. 通过有关学术活动获取

通过参加有关开放获取的国际性学术会议可以获取最新信息,与国内外同行建立广泛联系,促进共同合作;同时还可以了解各国同行对开放获取发展和应用前景的展望,推动学术信息资源的共享。

5.3.2 开放获取资源的类型

1. 开放获取资源搜索平台

开放获取资源搜索平台提供开放获取资源(OA 资源)的一站式检索服务,整合世界上重要的 OA 资源,包含期刊、预印本、机构库等各类型的 OA 资源,并提供对应的全文链接。

如 Core 搜索平台目前收录了来自全球的超 1 亿篇开放获取研究文章,其数据来源包括开放获取期刊出版社、机构知识库、学科知识库,其中包括 1 万多种开放获取期刊和近四千个知识库。Core 的使命就是挖掘世界上所有的开放获取资源,免费提供给全球的读者。

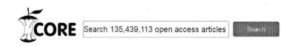

Aggregating the world's open access research papers

We offer seamless access to millions of open access research papers, enrich the collected data for text-mining and provide unique services to the research community.

Read more   Join us

图 5-1　Core 搜索平台首页

2. 开放获取期刊

开放获取期刊(open access journal)是一种论文经过同行评审的、网络化的免费期刊,旨在使所有用户都可以通过因特网无限制地访问期刊论文全文。编辑评审、出版及资源维护的费用由作者本身或其支持机构承担,即出版收费,阅读免费。

(1)DOAJ 开放获取期刊目录

DOAJ(Directory of Open Access Journal),是由瑞典的隆德大学图书馆(Lund University Libraries)创建和维护的开放获取期刊名录。该目录收录的均为学术性、研究性期刊,具有免费、全文、高质量的特点。其质量源于所收录的期刊实行同行评审,或有编辑做质量控制,故而对学术研究有很高的参考价值。

DOAJ 收录的开放获取期刊数量非常多,属于目前优质的开放获取期刊目录网站。可通过 DOAJ 网站查询所有开放获取期刊。

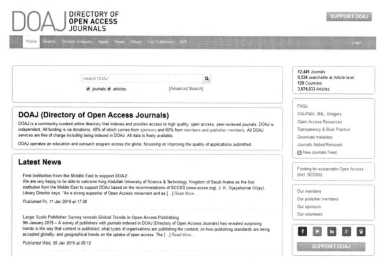

图 5-2　DOAJ 开放获取期刊目录首页

(2)NSTL 网上免费全文期刊

国家科技图书文献中心(National Science and Technology Library,NSTL)作为国家战略科技资源保存和服务基地,一直致力于为科研人员提供学术文献保障服务。通过对开放资源的遴选、采集、加工、组织与揭示,将不同平台、不同文献类型的资源集成整合,构建了开放获取集成整合系统。它涵盖约 5 000 种外文开放学术期刊,涉及英语、日语、德语等多个语种。网站提供按学科、字顺、国别的期刊分类导航功能,公众通过网站可检索和浏览期刊论文信息,并可由页面链接直接跳转至相应论文全文。

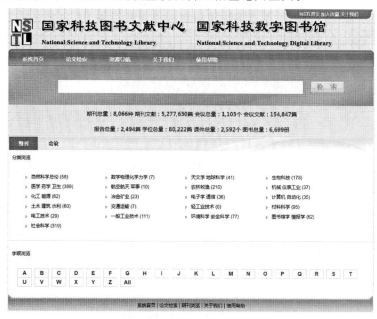

图 5-3　国家科技图书文献中心首页

（3）J-STAGE日本电子科学技术信息集成系统

由日本科学技术振兴机构（Japan Science and Technology Agency，JST）开发，收录了日本各科技学会出版的文献（文献多为英文，少数为日文）。截至2017年，该系统有2 156种期刊、244种会议论文，学科有数学、通信与信息科学、综合、物理、自动化、化学与化工、地质、农业、地理、环境科学、电子、生物等。

（4）PLOS科学公共图书馆免费期刊（https://www.plos.org/）

PLOS为美国科学公共图书馆（the Public Library of Science）的简称，该机构是一家由众多诺贝尔奖得主和慈善机构支持的非营利性学术组织，为科技人员和医学人员服务并致力于使全球范围的科技和医学领域文献成为可以免费获取的公共资源。

（5）BioMed Central出版的生物医学期刊（http://www.biomedcentral.com/）

BioMed Central（简称BMC，生物医学中心）是一家独立的学术出版机构，致力于提供生物医学研究成果的开放获取，涵盖了生物学和医学的各个主要领域。所有期刊都通过充分、严格的同行评审而保持高水平，被Google、Google Scholar、OAIster、PubMed、PubMed Central、Scirus、SOCOLAR、Zetoc等检索系统广为收录。

（6）HighWire Press免费电子期刊（http://highwire.stanford.edu/lists/freeart.dtl）

HighWire Press（海威出版）是由美国斯坦福大学在1995年创立的。目前其网站上可提供阅览的包括该出版社协助出版的期刊，主要覆盖学科领域有生命科学、医学、物理学及社会科学，每一种期刊都标出了该刊可供免费阅读全文的详细情况，包括全部免费（free site）、过刊免费（free back issues），或者试用期内免费（free trial period）等。

（7）GoOA平台（http://gooa.las.ac.cn/external/index.jsp）

GoOA是开放获取期刊和论文的一站式发现和获取平台，由中国科学院文献情报中心建设。平台中有经过严格评价和遴选的来自知名出版社的2 500余种开放获取期刊及其论文全文、学科领域内优秀开放获取期刊的投稿分析和评价。用户也可以通过GoOA开放接口获取特定学科领域的期刊和论文进行深度数据挖掘和再利用。

3. 机构知识库

机构知识库是一个由机构建立的，以本机构成员在工作过程中所创建的各种数字化对象（数据、论文、报告、软件、多媒体等资源）为内容，通过对这些对象的收集、整理、加工，建成知识资源数据库，实现长期保存和广泛传播，达到资源共享和利用的目的。如DSpace@Cambridge剑桥大学机构库，提供剑桥大学图书馆数字化的资料和本校其他机构产生的数字资源，如学术交流资料（论文和预印本）、学位论文、技术报告、各个学部和大学档案等，以不同的格式如多媒体、交互式课件、数据集、数据库等形式存储。

4. 电子预印本

电子预印本（e-print）是指科研工作者的研究成果还未在正式出版物上发表，而出于和同行交流目的自愿先在学术会议上或通过互联网发布的科研论文、科技报告等文章。与刊物发表的文章以及网页发布的文章比，预印本具有交流速度快、利于学术争鸣、可靠性高的特点，同时预印本具有首发权。

airXiv是由美国国家科学基金会和美国能源部资助，在美国洛斯阿拉莫斯国家实验室建立的免费电子预印本文献库,始建于 1991 年 8 月。2001 年后转由康奈尔大学(Los Alamos National Laboratory)进行维护和管理。该预印本资料库由 Ginsparg 教授发起,旨在促进科学研究成果的交流与共享。

5. 其他开放获取资源

门户网站 OpenDOAR(http://www.opendoar.org/)。OpenDOAR(Directory of Open Access Repositories,开放获取知识库目录)是英国诺丁汉大学和瑞典隆德大学图书馆在开放协会研究所(OSI)、英国联合信息系统委员会(JISC)、大学研究图书馆联合体(CURL)、学术出版和学术资源联盟(SPARC)等学术机构的资助下于 2005 年 2 月共同创建的开放获取机构资源库、学科资源库目录检索系统,是全球收录资源最全面、最权威的开放获取知识库目录。

搜索引擎 OALib(http://www.oalib.com/)。OALib 是由 Open Access Library 公司管理的一个开放获取的元数据库的搜索引擎,包含 OALib 期刊、OA 期刊论文检索、OALib Preprints 以及外来预印本和后印本的存储。OALib 期刊是经同行评审的开放获取型期刊,覆盖包含科学、技术、医学和社会科学的所有领域。网络上一切可以抓取的开放获取文章均可搜索,但只对可全文查看的论文提供元数据。

5.3.3　开放获取信息资源举例

本小节以世界卫生组织信息资源的获取为例讲解。

世界卫生组织(World Health Organization,WHO)是联合国系统内卫生问题的指导和协调机构,也是世界最大的公共卫生组织,其宗旨是"使全世界人民获得尽可能高水平的健康"。作为国际卫生与生物医学信息的收集和传播机构,WHO 通过编写、收集和传播不同形式的信息资源,向各国提供人类健康领域的重要信息和指导意见,指导和协调国际卫生工作,以提高全人类的健康水平。

WHO 信息资源的主要类型包括正式出版物、技术文献、新闻稿、商业或非商业出版物中的文献和视听材料等,每年发行出版物 350～400 种,其中绝大部分可以免费获取。WHO 出版物的内容主要涉及卫生统计数据、环境与健康信息、精神卫生信息、烟草流行报告、流行病疫情报告、妇幼保健信息、卫生政策法规、疾病标准及其治疗信息、药物信息和全球各地区的卫生状况信息等各个方面。

WHO 于 1986 年利用网络化、数字化技术在 WHO 网站建立 WHOLIS 数据库,作为面向全球免费开放的 WHO 信息资源查询系统,其作用为扩大信息资源传播范围,提高资源利用效率,也便于对出版物进行质量监控和审批。

此外,WHO 通过全球信息共享机构档案库(Institutional Repository for Information Sharing,IRIS)提供六种官方语言(阿拉伯文、中文、英文、法文、俄文和西班牙文)搜索,持续支持全球通过 IRIS 免费下载 WHO 的出版物,并鼓励为教育和研究目的再度使用这些出版物。

用户可以通过 WHO 官方网站、WHOLIS 数据库和 IRIS 数据库获取 WHO 发布的各种文字、图像、声音和视频等电子数据信息资源。

1. WHO 官方网站

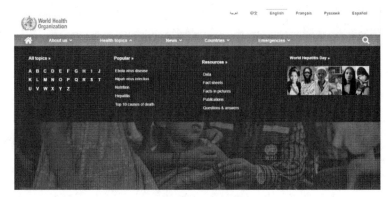

图 5-4　WHO 官网首页

网址：http://www.who.int/。

（1）健康主题（health topics）

"健康主题"中包含按健康与发展为主题的 WHO 组织项目、行动、出版物、多媒体以及相关主题链接等信息资源。

（2）媒体中心（media center）

在"媒体中心"可查阅 WHO 相关新闻、事件和评论。

（3）数据（Global Health Observatory Data）

"数据"是 WHO 从全世界获取健康相关统计资料的通道。它包含 12 个主题，覆盖了全球健康重点内容。

（4）出版物（Publications）

"出版物"包括主要 WHO 出版物、期刊和 WHO 区域出版物，主要为：*The World Health Report*、*World Health Statistics*、*International Travel and Health*、*International Health Regulations*、*The International Classification of Diseases*、*International Pharmacopoeia*。

（5）国家（Countries）

"国家"包括全部 WHO 成员国，以中国为例，包含的信息有：统计数据；国家简况（包括与 WHO 合作内容、疾病死亡率和疾病负担、营养、危险因素等）；新闻和特写（包括疫情与突发事件、特写、公告、人道主义卫生行动、新闻等）。

（6）管理（Governance）

"管理"包含有关 WHO 集会、执行委员会会议和获得奖项相关信息。

（7）项目（Entity）

WHO 项目和合作项目。

2. WHOLIS 数据库

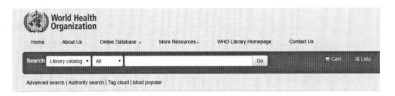

图 5-5　WHOLIS 网址首页

网址：http://kohahq.searo.who.int/。

信息资源包括：自 1948 年以来的 WHO 总部及地区办事处出版物；1986 年以来WHO 总部及地区办事处正式出版的技术文献；1986 年以来世界卫生大会报告、执行委员会报告，地区委员会报告；WHO 期刊，如《世界卫生组织简报》《泛美公共卫生杂志》《疫情周报》《世界卫生组织药物指南》等；全球科学期刊中关于 WHO 活动的文章；WHO 新闻稿、通讯、视听资料；与 WHO 相关的其他书籍等。

3. 全球信息共享机构档案库 IRIS

网址：http://apps.who.int/iris/。

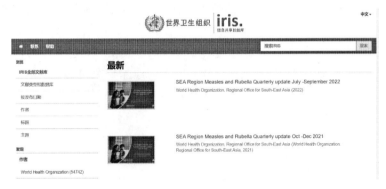

图 5-6　IRIS 官网首页

第6章 | 信息的评价

6.1 信息筛选的目的和方法

6.1.1 信息筛选的目的

信息筛选是指从众多信息中挑选出符合需要的信息,剔除虚假、无用、重复的信息,以去伪存真、去粗取精。

信息筛选的目的,一是要从大量的检索结果中找出真正对自己有用的信息;二是要对选定的信息进行评价,进而确认其质量。对收集来的原始信息进行选择、过滤,可以淘汰大量与需求无关的信息,使人能集中精力对重要的、有价值的信息进行快速分析、评价与利用。

因此,信息筛选是信息分析与评价的第一步,信息筛选包括信息选择与信息剔除两部分。

6.1.2 信息筛选的方法

信息筛选的方法有查重法、时序法、类比法和排序法等。

1. 查重法

查重法就是经过比较找出信息中重复的内容以供剔除。查重法是信息筛选中最简便、最基础的方法,同时也是应用最广泛的方法。在日常生活及科学研究中经常采用查重法对信息进行筛选。

(1)网上查重。例如在网上查询影视明星翟天临论文抄袭被撤销学位的信息,可以利用百度,在检索框中输入检索词"翟天临论文抄袭被撤销学位",可以查到检索结果1 810 000余个。浏览检索结果可以发现,前4页的相关度较高,主要内容除了翟天临本人抄袭事件的转载与评论,还有江西农大撤销毕业10年研究生的学位、论文查重网介绍等,剔除以上两种不相关的信息,其余信息均是搜索的相关信息,可以选择检索结果相对靠前的信息阅读。这是因为搜索引擎结果通常是按检索结果与检索要求两者的匹配相关度从高到低排列的。

（2）工具查重。近年来学术论文抄袭、剽窃等学术造假行为屡见不鲜，因此，公正的第三方检测工具已成为科研成果客观测评必不可少的手段。目前，国内常用的检测工具有中国知网（CNKI）的学术不端行为检测系统、万方数据的论文相似性检测服务系统等。上述系统都是利用查重法进行信息筛选的。具体来说就是通过将进行检测的论文与数据库中保存的论文进行对比，看是否存在相互重复的部分，并将典型相似文献片段列表分析，从而得出两者的相似度，并以此为依据判断所检测论文是否存在抄袭现象。

2. 时序法

时序法即逐一分析按时间顺序排列的信息，在同一时间段内，较新的取，较旧的舍，这样能保留在时效上更有价值的检索结果。应该注意时序法的使用是有条件限定的，它适用于那些要求时效性高的信息筛选，而不适用于需要了解发展过程的信息需求。

例如 GPS 行车导航仪的使用，自 1990 年显现其实用价值以来，广受有车族的欢迎。在城市路网越来越复杂的今天，GPS 行车导航仪已经成为有车族的必备出行用品。但有时按照导航仪的指示也会迷路，原因是现在国内各大城市道路建设速度太快，道路交通每年都有变化，而 GPS 里的城市交通地图没有随之同步变化。

假设城市交通地图每年更新一次，如果车主不能按照时序舍弃旧图、升级新版的话，必然会被 GPS 误导而迷路。

3. 类比法

类比法是将信息按空间、地区、产品层次分类对比，接近实质的保留，否则舍弃。这种方法需要信息收集者非常清楚自己想要什么样的信息，即信息需求明确，这样才能正确决定取舍。

例如，某高考考生打算报考临床医学专业，不知道哪所学校有这个专业，也不知道哪个学校较好，自己的分数适合报哪所。他的信息需求非常明确，于是他登录教育部招生阳光工程指定平台"阳光高考信息平台"，在专业库检索框中输入检索词"临床医学专业"，结果有北京大学、北京协和医学院、复旦大学等院校开设这个专业。单击各院校的名称，即可了解它们各自的录取分数线，结合自己的分数进行对比分析，最终筛选出适合的学校，同时可以了解到这些学校的概况、报考指南，还可以就以下指标进行比较：学校社会声誉，学术资源和科学研究条件（博士点、硕士点、重点学科、基地、科研项目等），师资队伍（两院院士、杰出教师、杰出校友、生师比等），科研和教学成果（论文、奖励、成果转化等），物资资源（资金投入、图书、用房等），学生情况（高考平均分、学生比赛成果、研究生与本科生比例、留学生比例等）。

4. 排序法

排序法是将信息按一定顺序编排，然后筛选出需要的信息。排序的方法很多，如按分类排序、按主题排序、按信息深度排序等。

中国知网学术文献总库分为自然科学与工程技术文献、人文与社会科学文献两大类，下一级分别细分为基础科学等 6 类和哲学与人文科学等 4 类。如果要查找与信息科学相关的内容，可以进入自然科学与工程技术文献下的信息科技栏目。

实操练习

例如：某教师想快速了解信息素养的研究现状，具体的操作步骤如下。

第一步：通过中国知网数据知识服务平台检索，以"信息素养研究现状"为检索词，如图 6-1 所示。

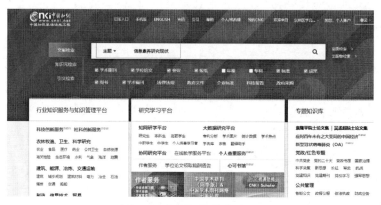

图 6-1 中国知网检索界面

第二步：共检索到 1 095 条结果，同时还得到按主题分类、学科类型、发表年度等排序的检索结果。结果显示，信息素养相关主题最多达 718 条，学科类型主要是图书情报与数字图书馆，发表年度近几年较平均，2021 年最多（高达 112 条）。读者可以按照个人的意愿进一步选择和查看某个学科、某种类型、某一年的资料，如图 6-2 所示。

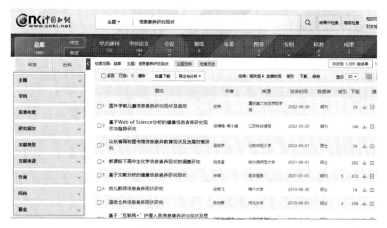

图 6-2 检索结果排序

6.2 信息质量评价

6.2.1 信息质量评价的概念

1. 信息质量

信息质量决定了信息在社会经济活动中的价值。有关信息质量定义的研究颇多，众说纷纭，国内外关于信息质量的定义在 100 种以上。本书从用户的角度将"信息质量"定义为适于信息用户使用、满足规范或要求的信息。

现今人们在享受丰富信息资源的同时，也经受着信息质量的困扰。错误拼写、数据矛盾、信息转换错误等随处可见。有关信息质量问题的分类有许多说法，如偏见信息、过时信息、修改信息、违规信息等。偏见信息是信息内容不客观或在转换过程中失真。过时信息是对相关任务而言不是最新的信息。修改信息是对同样的信息有不同的体现。违规信息是指在信息制作或传递时违反了技术操作或法律法规。

有质量问题的信息

"今天你买米了吗？""米涨到几元一斤了！""货架空了！"……2020 年 3 月中旬，在路上、超市里时不时都能听到诸如此类关于买米囤货的对话。人们排长队，十几袋地往家里买米。孩子给年迈的父母买，长辈给忙于工作的儿女买。网络上也诞生了诸如晒存货的现象。网上多处有声音号召网友"空下来去超市买点米，囤三个月的量"。

上述"抢米"事件发生的始末是随着新冠肺炎疫情在全球蔓延，部分粮食出口国传出限制出口的信息，网上就开始传言疫情可能会引发全球的粮食危机，基于"手中有粮，心中不慌"的心理，人们就开始跟风囤米。对此，国家粮油信息中心高级经济师王辽卫表示，我国实现了"谷物基本自给、口粮绝对安全"，粮食供求总体宽松，完全能满足人民群众日常消费需求，也能够有效应对重大自然灾害和突发事件的考验。所以引起"抢米"的信息本身存在质量问题，属于偏见信息、修改信息和违规信息。

信息提供者和信息使用者对存在质量问题的信息的反应是不一样的。对于信息提供者来说，一个拼写错误、复制错误可能不足为奇。但对使用者来说会感觉信息不可靠、不安全，最终结果可能是不使用、不信任。

2. 信息质量评价

信息质量评价是根据给定的标准经过仔细、周密考察后，运用一定的评价指标，对信息质量的价值大小做出明确判断的过程，包括对信息源的质量评价、对信息本身的质量评价和信息接收者对信息的解释与使用效用的质量评价。信息质量评价的指标包括信息资源的可靠性、作者的权威性、信息渠道的合法性等。信息质量评价对引导用户有效地组织和利用信息资源具有重要意义。

6.2.2　信息质量评价的指标与方法

1. 信息质量评价指标体系

信息质量评价指标体系是一个多层次、多指标的复合体系。为了正确地对信息质量进行综合评价，为用户提供适用的信息，设计一套科学、合理、系统的评价指标体系是极其必要的。由于信息类型不同，信息评价的指标也会不同。此处介绍的信息质量评价指标体系包括信息来源质量、信息内容质量、信息效用质量三个层次。

(1)信息来源质量包括权威性和可靠性

权威性也称为可信度，是一项重要的信息评价指标。具有一定公信力的组织和个人在公众心目中具有权威性地位，由他们提供的信息即权威信息。判定信息的权威性要依据信息的来源与产生方法。看信息来源是否具有权威性，如是否来自国家权威部门、权威新闻机构或权威学术杂志等。

可靠性是指信息的来源、采集方法、传输过程是可以信任的、符合预期的。越是重大的信息，对其可靠程度要求越高，如对于一些重大问题的研究成果，除了来源要权威，还要同时考察其研究方法是否科学，研究是否具有代表性、普遍性。

(2)信息内容质量包括真实性和正确性

信息的真实性是指信息中所涉及的事物是客观存在的。信息的真实性要求信息源发布的事件、人物、思想观点等信息，在细节和言语上都准确可靠；事件发生的原因、对事件的解释，也必须以事实为准绳，引文、数字、史料要引之有据；作者对待事物的态度不能有偏见，其观点要得到充分的表达，提供的信息要科学、公正。

信息的正确性也可称为科学性，是信息内容质量中最重要的部分。引用数据或事实是否准确是评价信息内容的一项重要指标。在进行评价时主要是看这些数据或事实是否前后矛盾，是否来自权威机构或公开发布的合法文献，是否经得起推敲和验证等。文章应该完整清晰地显示出所依赖的数据及依据，充分表达正确的信息。

(3)信息效用质量包括时效性和适用性

时效性是指信息有明显的时间限制，超出这一时间限制的信息其利用价值会削减或消失。按信息的时效性划分，有最新信息、最陈旧信息和脉动信息。一般来说，用人信息、科研信息都是越新越有价值。如在网上浏览用人信息时要找当月内的，申报科研课题、撰写论文时，原则上是查找最近3~5年的资料。

信息适用性的评价是由用户在使用信息的过程中做出的。如果一条信息的内容与检索主题的相关度很高,或是对解决问题的帮助很大,这条信息的适用性就高。例如,想了解某少数民族的历史与文化,或对古医籍有兴趣,则越有历史的文献才越有价值。另外,信息还具有脉动性,关于某一个主题的信息会在某个时间段呈现高峰,随着时间的推移信息量会下降,但高峰段的信息仍然具有参考价值。

评价信息

2020 年 5 月 10 日国家卫生健康委办公厅发布《关于印发新冠肺炎疫情期间重点人群营养健康指导建议的通知》,通知内容如下。

各省、自治区、直辖市及新疆生产建设兵团卫生健康委:

"当前,我国新冠肺炎疫情防控向好态势进一步巩固,防控工作已从应急状态转为常态化。为加强对老年人、儿童青少年等重点人群的营养健康指导,减少疫情期间长时间居家生活对其身心健康的影响,我委组织编制了新冠肺炎疫情期间老年人、儿童青少年营养健康指导建议。现印发给你们,请参照执行。"

下面从权威性、读者群、文题对应、背景解释、时间性、适量性等方面评价一下这条信息的适用性。

中华人民共和国国家卫生健康委员会网站是卫健委主办的权威网站,是向社会、卫生机构、卫生工作者发布政策法规、规划计划、行政许可、卫生标准、卫生统计、工作动态、通知布告的窗口。上述通知的发布者是疾病预防控制局,所以从权威性来说不容置疑。通知的内容和通知题目紧紧相扣,通知发布时间交代得非常清楚。用适量的文字将信息发给了直接接收者——各省、自治区、直辖市及新疆生产建设兵团卫生健康委。不仅如此,其文件解释也非常清楚,读者阅读后可一目了然,知道具体应该怎么做。

由此,可得出结论:这条信息价值高。

2. 信息质量评价的常用方法

近年来出现了一些信息质量评价方法,如定性分析法、定量分析法,特定分析法、通用分析法,实际分析法、理论分析法,客观分析法、主观分析法、客观与主观综合分析法。这些分析方法既可用于分析信息资源本身,也可用于分析用户对信息资源的使用。

这里主要介绍定性与定量评价方法。

(1)定性评价方法

定性评价方法是目前应用的比较广泛的信息质量评价方法,主要依靠评价者的主观判断,方法相对直观,一般采用问卷调查与访谈的形式进行。从操作层面看,定性评价可以分为信息发布者自主评价与第三方评价。信息发布者自主评价,是信息发布者自制相关的评价指标体系、调查问卷,由用户根据自身特定感受对信息质量进行的评价。第三方评价,是指独立于信息发布者的第三方,根据信息发布者发布的信息特点,建立一套评价指标、评分标准与操作流程,由用户对信息质量做出评价。操作步骤包括确定评价指标、编制调查问卷或访谈提纲、选定调查对象、实施现场调查、整理分析调查数据和撰写调查报告。

(2)定量评价方法

定量评价方法是指利用信息资源的可量化特征,借助各种软件开展信息资源质量量化评价。目前网络信息资源质量定量评价主要包括访问量统计和链接关系分析。

期刊文献信息定量评价通常通过影响因子[①]、文献选出率、篇均被引频次、他刊引用率、被引半衰期和基金论文比等指标进行量化评价。

国内一些常用的论文检测工具也开发了专门的服务,如万方数据知识服务平台,结合《中国期刊引证报告(扩刊版)》《中国期刊高被引指数》,推出期刊的统计分析与评价服务。此项服务可用于任何一本正式出版的期刊,可对其每一年的发文数量、总被引频次、影响因子进行统计,还可看到期刊在全部统计源期刊中的排名。为了减少主观偏差,在被引指标中设计了他引率、扩散因子等相对公平的指标,同时还有像衡量期刊论文学术质量的基金论文比、引用半衰期等指标,为用户判断和选择优秀期刊文献资源提供了依据。

6.3 信息作者与来源评价

6.3.1 评价作者权威性的方法

1. 作者的权威性

作者包括自然人作者、法人及非法人单位作者。也就是人们经常说的个人作者和机构团体作者。作者可以把这些作品发表在报纸、期刊、网站上,也可以出版专著。因此,对作者权威性的评价包括对机构、网站和作者本人的评价。权威性也称为可信度,是一项重要的信息评价指标,对于学术信息的评价尤其重要。

具有一定公信力的组织和个人在公众心目中具有权威性地位,由他们提供的信息即权威信息。判定信息的权威性要依据信息的来源与产生方法。首先要看信息来源是否具有权威性,如信息是否来自国家权威部门、权威新闻机构或权威学术杂志等;其次,对于一些重大问题的研究成果,还要同时考察其研究方法是否科学,研究是否具有代表性、普遍性。

---

① 影响因子,指的是某种期刊前两年发表的文献在当前年的平均被引用次数。

2. 具有权威性的机构

机构是指机关、团体或其他工作单位。权威机构是指在某种范围内使人信服、具有威望的机构。不同的领域有不同的权威机构。如联合国就是当今世界上最大、最重要、最具代表性和权威性的国际组织，联合国下设 13 个主要组织，其中任何一个组织在本领域内都具有绝对的权威性，各个国家也有相应的组织机构与其对应，如中国国家知识产权局与设在日内瓦的世界知识产权组织相对应。中华人民共和国国务院，即中央人民政府，是最高国家行政机关，其下属的组成部门也可以视为国内不同领域的权威机构。

除了联合国、国务院这些重量级的权威机构外，各行各业也都有相对的权威机构，如美国的哈佛大学，英国的剑桥大学，国内的北京大学、清华大学在教育领域就具备权威性和号召力。再比如由美国《财富》杂志评估推出的"世界 500 强"排行榜已成为世界知名企业用来判断自身实力、规模和国际竞争力的重要指标，也是世界经济状况极具权威性的晴雨表。

权威机构、知名企业、著名大学等机构具有较高的管理水平、较强的原则性，同时具有较多的信息资源、较高的技术水平。一般在信息发布前都会进行严格的审查、筛选，来保证信息的准确。

3. 具有权威性的个人作者

作者的权威性可以从作者发文量、文章被引量、学术地位等方面判断。

(1)从学术身份及获奖情况判定个人作者的权威性

①国内最高学术身份。两院院士具有国内最高学术身份。中国科学院院士是中国自然科学研究领域的最高学术身份，中国工程院院士是国家设立的工程技术方面的最高学术身份。院士名单可从两院官网或利用搜索引擎获得。

②权威奖项。国际著名奖项有诺贝尔奖、菲尔兹奖、普立兹克建筑奖、帕内蒂奖、格拉芙奖等；国内最高科学技术奖有国家最高科学技术奖、国家自然科学奖、国家技术发明奖、国家科学技术进步奖、中华人民共和国国际科学技术合作奖五项国家科学技术奖。这些奖项的获奖者名单均为公开发布的信息，可利用搜索引擎或从该奖项颁发机构官网上获得。

(2)用检索工具确定个人作者的权威性

了解学科或主题领域的权威作者常用的检索方法如下。

第一，通过 SCI、SSCI(社会科学引文索引)及 A&HCL(艺术与人文科学引文索引)或其他专业检索工具检索并统计出学科或主题领域高被引作者。

第二，直接从文献中获取。有些对某学科或领域研究现状定量分析的文献中会有权威作者的信息，如著名期刊《科学计量学》中就有多篇对文献计量学、信息计量学、网络计量学权威作者的统计文献。

第三，从网站获取，一些权威的学会网站有一流作者名录。例如，国际科学计量学与信息计量学学会(ISSI)(http://www.issi-society.infb)是历年组织国际计量学会议的学术机构，召开的 10 届会议的组织者均是该领域最权威的作者；又如医学评价系统 Medical Metrics 中有学科专家栏目，但从网站获取数据要判断其可信度；再有，直接使用 ISI 最新产品 ISI Highly Cited(http://highlycited.com)获取各学科高被引作者的名录,但它目前只有部分学科的数据。

具体使用哪种方法要根据具体学科、研究领域及研究者所具有的条件来定,最好综合考虑两种或两种以上的方法采集学科权威作者的名录。

最后,利用搜索引擎 Google 站内检索功能,检索某学科或主题领域作者在该网站出现的网页数之和,也可作为判断该领域的作者权威性的参考依据。

6.3.2　评价信息来源权威性的方法

一般来说,人们获得的信息大都来源于报纸、杂志、图书、广播、电视等。同时网络上分布的海量信息,也是人们取之不尽、用之不竭的信息源泉。针对在不同载体上发表的信息的权威性,也有不同的评价方法。

1. 评价期刊

(1)从标志看期刊的可靠性

在浏览期刊的时候大家都见到过 ISSN、CN 等类似标志,这些是权威编码系统的标志。换句话来说,有这类标志的报刊、音像制品是正规、合法、可靠的。ISSN 为国际标准连续出版物号,是国际通用的连续性出版物(包括报纸、杂志、电子期刊、动态指南、年报等)的唯一识别代码。由各国国际标准期刊代码中心统一发放管理。CSSN(China Standard Serial Numbering)为中国标准刊号。中国标准刊号由一个以 ISSN 为标志的国际标准刊号和一个以中国国别代码 CN 开头的国内统一刊号两部分组成,例如《中国高等教育》的标准刊号包括 ISSN 1002-4417(国际标准刊号)和 CN 11-1200/G4(国内统一刊号)。

中国标准刊号中的国际刊号不是很难办到的,因为国外对杂志管理得很松散,注册一个杂志社就像注册一个公司一样简单。但是 CN 刊号则不同,我国对期刊的登记管理非常严格,必须在新闻出版局登记,接受包括年审在内的各项审查,才可获得 CN 刊号。凡获得国内统一刊号的期刊,均为正式出版物。

国家新闻出版总署从未就学术水平的高低为期刊划分过级别,仅从出版管理的角度,按照期刊主管单位的不同将期刊分成中央期刊和地方期刊。但在实际应用中还是存在国家级、省级刊物的划分。

一般地,"国家级"期刊是由中央机关、国务院各部委、中字头的学会(如中国法学会)及中国科学院、中国社会科学院、各民主党派和全国性人民团体主办的期刊,或国家一级专业学会主办的会刊。"省级"期刊是由各省、自治区、直辖市及其所属部、委、办、厅、局主办的期刊,以及由各本、专科院校主办的学报(刊)。

(2)从分类及相关指标看期刊的可靠性

目前国内的期刊分为核心期刊与非核心期刊。核心期刊是指刊载与某一学科(或专业)相关信息较多、水平较高,能够反映该学科最新成果和前沿动态,受到该专业读者特别关注的期刊。国内期刊常用的评价工具有三种:分别是北大图书馆主持编著的《中文核心期刊要目总览》、南京大学中国社会科学研究评价中心开发研制的中文社会科学引文索引(Chinese Social Sciences Citation Index,CSSCI)和中国科学院文献情报中心创建的中国科学引文数据库(Chinese Science Citation Database,CSCD)。英文核心期刊的评价工具首推 SCI、SSCI 和美国《工程索引》(The Engineering Index,EI)。

2. 评价图书

(1)从标志看图书的可靠性

ISBN(国际标准书号),是国际通用的图书或独立的出版物代码。一个国际标准书号只有一个或一份相应的出版物与之对应。1982 年中国参加 ISBN 系统,并成立中国 ISBN 中心(归属于国家新闻出版署)。中国标准书号共有两部分:第一部分为 ISBN,是主体部分;第二部分为《中国图书馆分类法》基本大类类号和种次号。种次号是同一出版社出版同一学科门类图书的顺序号,由出版社自行编定。

(2)识别盗版书

盗版图书属于非法出版物,是指未经版权所有人同意或授权,对其拥有著作权的作品、出版物等进行印制、复制、再分发,是侵犯知识产权的违法行为。盗版图书多以小型图书商、小书屋、流动销售(如地摊)和网络销售等途径进行销售。

那么如何鉴别盗版图书呢?

①看外观。相对于正版书,盗版书的封面往往色彩不正,要么晦暗,要么艳丽,套色也常常错杂。盗版图书的订口往往不牢,常有折页不正、漏页、裁切连刀等现象。另外,还可以看有无渗墨、透印、粘脏,油墨着色不均匀,图像、表格或文字边缘模糊不清等现象。

②掂重量。按照印刷业的常规,除辞典外,正版图书内文用纸一般是 52 克及以上的纸张。盗版书用的纸张质量比较差,重量会比较轻。

③摸质感。正版图书的纸张摸上去会比较滑爽、有韧性。盗版书手感比较粗糙,有时会感觉比较黏腻。盗版图书的装订质量往往较差,订口不牢或用铁丝订。

④校内文。盗版图书的内文较多出现的问题有错别字、漏字、衍字、病句、漏行等。在排版方面,文字排列常常不齐整。

⑤比价格。正版图书都是统一定价,进货折扣都比较高,销售价格自然相对较高。而盗版图书成本低,进价也低,有的甚至 1~2 折就可以出售。

⑥核对出版信息,即版权页。版权页一般在内页目录的前一页,或全书内容的最后一页。版权页的内容主要包括图书在版编目(CIP)数据,如书名、作者、出版社、出版时间、国际标准书号(ISBN)、主题(也称学科主题)、版次等信息。如果怀疑某图书为盗版书,可以与版次相同的正版图书进行比对。这是最准确的鉴别盗版图书的方法。

3. 评价网站

随着"数字地球村"的形成,网络信息交流已成为人类社会信息交流必不可少的方式。网络信息量的增长给交流与利用带来了一些问题,主要包括以下方面:

第一,信息重复,网络信息的大量转载、复制等重复现象严重,这不仅给查找信息带来不便,也浪费了网络资源。

第二,传播无序,互联网上几乎每个人都可以发布和传播,造成了信息传播的无序性。

第三,质量不齐,虚假、错误或有害信息泛滥。

结果是人们面对前所未有的、无序的、质量令人担忧的海量信息无所适从。与激增的信息相对应的,是人们获得的有效信息量减少,信息吸收率降低。这种情况下,来自权威网站的信息就显示出了优势。

(1)具有权威性的网站

①从域名看网站的权威性。域名是企业、政府、非政府组织等机构或个人在域名注册商处注册的名称,是互联网上企业或机构间相互联络的网络地址。每一个域名的注册都是独一无二、不可重复的。从域名的类型可以看出网站的权威性。

域名分为国际域名和国家域名,其下又分为顶级域名、二级域名、三级域名等。

国际顶级域名中表示工商企业的用 com,表示网络提供商的用 net,表示非营利性组织的用 org,表示教育机构或高等院校的用 edu 等。国家顶级域名是国家标志,如中国是cn,美国是 us,日本是 jp 等。二级域名是指顶级域名之下的域名:在国际顶级域名下,它指域名注册人的网上名称,如 yahoo,microsoft 等;在国家顶级域名下,表示注册机构类别的符号,如 com、edu、gov、net 等。三级域名一般为机构或个人的网上名称。

以几个常见的域名为例说明。baidu.com:标号"baidu"是域名注册人的网上名称;而最后的标号"com"代表这是一个工商企业国际域名,是顶级域名。moe.edu.cn:标号"moe"是域名注册人的网上名称"教育部",为三级域名;标号"edu"是教育类别,为二级域名;标号"cn"代表中华人民共和国,为国家顶级域名。

因此,从域名就可以看出网站的类别与性质。

②从 ICP 看网站的权威性。ICP 是 internet content provider 的缩写,即网络内容服务商,正规的网络内容服务商应拥有由工业和信息化部核发的 ICP 备案编号。所以,ICP备案号是网站是否合法的标志,如中华人民共和国国家卫生健康委员会网站 ICP 备案编号:京 ICP 备 11020874 号;中华人民共和国教育部网站 ICP 备案编号:京 ICP 备10028400 号。

(2)可信度高的网站应具备的性能

①检索性。在一个内容丰富、设计完整的网站中,应该能够以该网站内容为检索范围提供站内检索或具备检索功能。这主要涉及是否既可分类浏览查找又可直接输入检索词查找,是否提供高级查询方式,对所查询信息是否有选择与限定权限。

②稳定性。稳定性是评价网站或网页的一项重要指标。一个网站或网页如果能较长期地存在,并且各项性能均较为稳定,人们就能从中得到较为系统、全面的信息,这样的网站所提供的信息就值得信赖。

③安全性。安全性对于一个网站或网页来说是很重要的评价因素。如果因为下载了某个网站的信息而带来病毒,那这个网站提供的内容也是值得怀疑的。

④兼容性。从该网站或网页下载的信息(包括多媒体信息)应该具有比较好的兼容性,适用于多种应用系统,不需要下载专门软件。

⑤互动性。高质量的网站都会提供该组织、机构、作者主页的网址、邮箱或联系方式等,这就使用户能快速而方便地和作者及相关的机构进行互动、联系。

6.4　医学信息的评估

6.4.1　医学信息鉴别

医学信息的鉴别与其他信息的鉴别大体类似,收集的信息质量到底如何,关系着文献本身是否有价值,同时还关系到最终的使用价值。基于医学信息的特殊性,评价医学信息需要更加慎重,以免造成无法挽回的后果。医学信息的鉴别通常从可靠性、先进性、适用性等方面入手。

1. 可靠性

可靠性主要是指文献能够客观、真实地反映科学研究与医疗实践活动的程度。原始信息的可靠性一般包括四个方面:真实性、完整性、科学性和典型性。

2. 先进性

在时间上,医学信息的先进性表现为内容的新颖性;在空间上,可按照地域分级来鉴别,例如国际水平、国家水平、地区水平、行业水平等。

3. 适用性

适用性主要是指文献对于用户可利用的程度。判断适用性是以可靠性和先进性为基础的,要将文献的提供源和使用源在各方面的情况加以对比,找出异同。它是决定医学信息价值的重要因素。

6.4.2　网络医学信息的评估

人们健康意识的增强使得各种健康类网站层出不穷。然而我国相关的网站监督机制不健全,致使网络健康信息的发布很少经过医疗专业人员的编辑和审核,甚至还掺杂着不少有害的垃圾信息,潜在地危害人们健康。现在人们经常依赖于搜索引擎如百度、谷歌等工具来检索自己需要的医学信息,所得结果经常是五花八门。因此,用户在网络上获取医学信息时,除了要判断网站的权威性,还要甄别医学信息内容的可靠性。

除了用户自己甄别信息外,我国政府应该完善健康类网站的监督机制,将强制性法规与道德规范相结合,加强对网站运营商的审核、监管,从源头上保证健康信息的质量;另外可以加强对一些高质量网站的扶植力度,如在线期刊学术网站、政府网站以及医疗服务机构建立的网站等,提高高质量健康信息的影响力,同时也为其他网站传播和扩散健康信息提供借鉴和参考。

目前对于网络健康信息的评价还无法实现全自动化,部分仍由人工对网站进行逐一评价,而且评价的主体通常是具有医学知识背景的人。网络信息更新很快,需要及时更新评价结果,评价工作比较耗时,而且工作量很大。因此我国可以借鉴国外的研究成果,构建一套适合我国的网络健康质量评价指标体系,建立统一、规范的网络健康信息评价标准。应该结合定性与定量指标,两者相互补充,以减少评价的不稳定性和主观性,使评价指标科学规范、具有较强的可操作性。在进行评估工作时,首先应该落实网络健康信息评价主体,最好由医学权威机构、政府机关、医学专业人员及用户组成;对于特定疾病的健康信息应由特定机构进行评估,如糖尿病主题信息由中华医学会糖尿病学分会等相关权威组织进行评估;定期对网络健康信息进行评价,及时公布评价结果,这样既能及时反映网站的质量变化,指导用户识别并获取高质量的健康信息,又能规范医疗健康网站的建设,督促网站运营者发布高质量的信息,有效提升网站质量,和世界高水平医疗健康同步发展。

6.4.3 医学专业文献的分析与评价

医学专业文献的分析与评价是一项综合性很强的思维活动,需要运用各种方法、手段对获取的文献进行定性或定量分析,得出结论。它侧重于相关分析、理论构架的形成、研究方法的选择和比较、模型的建立、评估和优势分析、预测分析等。国内相关统计数据显示绝大多数的科研成果是以期刊论文的形式出版发行的。期刊的影响力决定了其在国内外研究同行中的影响程度,对其的评价指标主要有核心期刊、期刊被国际著名检索系统收录的情况、影响因子、被引频次等。

1. 医学核心期刊的统计方法

(1)载文法。这是将某一领域的期刊按照相关载文量的多少递减排列,然后累计排在前面的几种期刊的载文量的方法。当此载文量与所统计的全部期刊总载文量的百分比达到了选定的要求,即可确定前几种期刊为核心期刊。

(2)文摘法。这是根据被书目文献数据库摘录情况将期刊依次排序的方法,凡期刊中被摘录或索引的论文数量较多者,可选为核心期刊。

(3)流通率法。这是对馆藏期刊在一定时间内的外借次数、馆内阅览次数、复制次数进行统计分析,流通率高的即为核心期刊。

(4)引文法。这是根据期刊上文献被引用情况的统计,如按照文献被引量、影响因子、即时被引指数等将期刊排序的方法,靠前的被引用率高的期刊被认为是某一学科的核心期刊。

(5)专家评审法。这是由各学科领域的专家、主编等对各学科的学术期刊打分、评选的方法。

(6)综合法。因以上各种测评方法都存在局限,于是将引文法、文摘法和流通率法等多种方法结合起来进行测定,就是所谓的综合法。

2. 医学期刊的评价工具

(1)中国科技核心期刊目录

中国科技核心期刊目录是中国科技信息研究所(ISTIC)受国家科技部委托,按照美国科学情报研究所(ISI)《期刊引证报告》(JCR)的模式,在与国际接轨的同时,结合中国科技期刊发展的实际情况,确定了在中国出版的 1000 多种科技期刊作为统计源期刊,选择了总被引频次、影响因子、平均引用率、基金资助论文比例等十几种期刊评价指标。这对快速地评价医学类期刊,客观准确地选择和利用医学类期刊提供了依据。中国科技核心期刊每年评估和调整一次,被评估的期刊范围包括前一年度已经入选的中国科技核心期刊和评估当年申请成为中国科技核心期刊的期刊。

(2)中国科学引文数据库

中国科学引文数据库(Chinese Science Citation Database,CSCD)。创建于 1989 年,收录我国数学、物理、化学、天文学、地学、生物学、农林科学、医药卫生、工程技术和环境科学等领域出版的中英文科技核心期刊和优秀期刊千余种,具有历史最为悠久、专业性强、数据准确规范、检索方式多样、完整、方便等特点,自提供使用以来,深受用户好评。

(3)中文核心期刊要目总览

中文核心期刊要目总览又称中文核心,北大核心,是北京大学图书馆联合众多学术界权威专家鉴定,国内几所大学的图书馆根据期刊的引文率、转载率、文摘率等指标确定的,受到了学术界的广泛认同。从影响力来讲,其等级属同类划分中较权威的一种。

(4)SCI

科学引文索引(Science Citation Index,SCI)是由美国科学信息研究所(ISI)于 1961 年创立出版的引文数据库,是世界著名的三大检索系统之一,另外两个是 EI(工程索引)和 ISTP(科技会议录索引)。SCI 的所有论文都是从 ISI 庞大的自然科学资料库中选取的,该资料库的主要文献是期刊,也有少量的会议文献、报告、专著、丛书等出版物。科研人员可以运用引文数据、期刊标准和专家评判的方法选择某一种期刊。其中,引文数据是定量的硬指标,它客观、公正,具体指标包括引文量、影响因子、当年指标三项。SCI 索引不仅可以从引文角度评价文献的学术价值,还可以快速地组建研究课题的参考文献网络。如果某期刊被 SCI 收录,则该刊物上发表的所有论文都被 SCI 收录,这只能说明某篇论文所在期刊的各项指标已经达到 SCI 收录要求,并不能说被 SCI 收录的论文全是高质量的。

(5)JCR

期刊引用报告(Journal Citation Reports,JCR)。JCR 是由美国科学信息研究所根据 SCI 提供的数据每年出版一份期刊引用报告。期刊引用报告是依据文献引用情况来对期刊影响力进行评价的工具,它从不同的角度揭示了期刊间的引用和被引用情况,列出了每一学科按各引文指标排名的期刊表,从而定量地反映每一种期刊在本学科领域中的排名,其是反映期刊质量的定量指标。

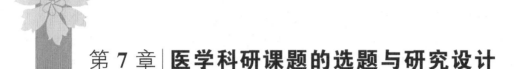

第 7 章 | 医学科研课题的选题与研究设计

+·+

7.1 医学科研概述

+·+

医学科研是人类运用科学的方法来探索生命的奥秘,发现生命本质及疾病发生发展规律和机制,认识人与环境的相互关系,从而研究制定预防与治疗疾病、维护身心健康、提高人类身体素质的技术和手段。

医学科研无论是基础研究还是应用研究,或是发展研究,无论是临床医学研究还是预防医学研究,或是促进身心健康研究,医学科研的目的都是寻找疾病的原因,并且得到治疗疾病的方法,创建从预防到治疗到康复到保健的各种防治疾病、促进健康的技术手段,实现为人类身心健康服务的目的。

医学科研的任务,主要就是探索医学中未知的事物和它的发展过程、规律,不断提出新的想法和理论,并在科学研究实践中去发现新事物、新规律,去改进和完善已有的理论系统知识;探索医学中已知事物的未知规律,不断进行实验观察,在研究过程中发现、记录、总结事物的发展规律;探索医学中已知规律的应用,运用已知的科学规律解决实际临床中碰到的医学问题,实现医学科研的意义;验证已有的医学理论学说,在实际情况中验证医学科研的实验结果;探讨人与环境的关系,及环境对人类身心健康的影响。人体和环境都是一个运动的物体,都是时时在发展变化的,人类与环境的关系也在时时刻刻发展变化着,所以医学科研是永无止境的。

7.1.1 医学科研的特点

1. 特殊性

医学科研的研究对象是具有思想思维能力的人体或者其他的试验动物,研究结果最终都是应用到人体。所以必须考虑人类的心理因素、社会环境因素等对人体可能产生的各种影响。故要求医学科研人员具备伦理医学常识、高尚的职业道德和严谨的科研态度,保证安全可靠,杜绝损害人体健康。以人体为研究对象时,主要以被动观察为主,极少能够主动干预,要体现伦理价值,要共同遵守国际上的"人体试验准则"。

2. 复杂性

人类有数万个基因,每个基因都控制着不同的特异功能。人体的每个生命活动、每个系统器官、每种组织、每个细胞、每个细胞器都是处于严格调控中,一发则动全身,一个环节出现问题就可能产生疾病。人体不仅是一个复杂的生物,人体的生老病死还受自然环境和社会环境各种因素的影响。人体的复杂性,不能用简单的数学、物理、化学等来解释,它有独特的生物规律,故医学科研要适应更高的要求。

3. 个体差异性

如果把人类的基因进行排列组合,将会有 300 多万种可能。地球上没有两个完全一样的人体,即使是同卵双胞胎,基因一样,但是他们所处的自然环境和社会环境也有不同,个体也会存在差异,生理有差别,病程发展也会有差别。个体的差异性要求医学科研要充分考虑各种因素,保持严谨的科研态度。

4. 多学科综合性

世界上万事万物都是相互联系、相互牵扯的。医学的发展也不是单独进行的,而是同各学科紧密相关。医学也是与其他科学交叉融合发展的一个综合性、系统性的知识体系。比如计算机在医学中的应用,物理造影技术在医学检查中的应用,心理学对医学康复中人文关怀中的作用等等,都促进了医学的深入研究。

7.1.2 医学科研的分类

1. 按照研究的意义进行分类

(1)基础研究

基础研究是以发现自然规律和发展科学理论为目的,找到生命和疾病的本质和机制的研究活动。基础研究的主要内容有:保持人体健康的规律,健康指标的分子基础,人体功能与结构的研究,疾病的发生、发展、转归全过程的规律及分子基础,人体衰老过程的规律及分子基础。比如:精子膜蛋白的结构及免疫性;DNA 损伤与修复过程中基因结构的变化;T 细胞 E 受体受刺激后细胞内生化的变化;经络本质的研究等。

(2)应用研究

应用研究是基础研究的延伸,是将基础研究发现的新知识、新理论、新观点用于特定对象开展的研究。其宗旨是将科学研究理论转化为能够为人类服务的新技术、新方法、新产品等,为基础研究和开发研究之间搭建桥梁。

应用研究的主要内容有:疾病的病因、流行规律、治疗及预防效果的机制研究,为实验研究需建立的动物模型、细胞株的研究,流行病学调查、考核防治效果的方法学研究,药物和毒理研究,寻找新药物、新生物制品、新医用材料的方法,有效药物的药理作用机制、药代动力学,医用材料的机体相容性的机制研究等。比如:不同精子膜蛋白抗体对抗生育作用影响的比较研究;网织红细胞与骨髓瘤细胞杂交系的染色体组型、分带与恶性肿瘤的关系;建立临床检测 T 细胞功能的技术方法;心律失常的电生理特性及其机制;新光辐射治疗剂的有效成分的生物学活性及其作用原理。

（3）发展研究

发展研究就是开发性研究，是运用基础研究、应用研究及相关知识，应用于生产，用于研究新产品、新材料、新技术、新试剂、新设计、新流程、新方法、新仪器、新器械等，对于现有进行重大实质性改进的创造性活动。发展研究具有实用价值，具有社会效益和经济效益，直接造福人类。

发展研究的主要内容有：有关疾病的新的诊断、治疗、预防方法及措施的研究，有关新药物、新生物制品、新器械、新试剂、新医用材料、实验室样品的研制，有关药物的资源调查、植物药的试验等。比如：心律失常的药物治疗及应用起搏器手术的指征；异常血红蛋白病的产前诊断；肢体动脉硬化闭塞病的无创性测定技术的研究；第二代国产肾衰专用必需氨基酸的试制和临床观察；脉冲激光器的研制和改进。

2. 按照科研方法分类

（1）试验研究

主要是用试验方法对研究对象的效果进行研究，有动物试验、临床试验、社区干预试验等。

（2）观察研究

包括描述性研究、分析性研究等。

（3）调查研究

通常为现场实地、临床研究。研究因素是已经存在的，通过调查、观察加以认识。

3. 按应用分类

（1）理论研究

在已经获得的理性认识的基础上，探讨基础理论的发展，再进一步考虑应用问题。

（2）应用研究

对具有社会经济价值的课题做有目的的研究，包括研究其原理。

4. 按学科分类

（1）预防医学研究

以促进人体健康为目标，研究如何防止由健康向疾病转化，预防疾病，提高生命质量。

（2）临床医学研究

以病人为主要研究对象，研究如何治疗疾病，保障人类身体健康。

（3）基础医学研究

对预防医学、临床医学及医学基础各学科基本理论的研究。

5. 按研究深度和广度

（1）基础性研究：如遗传基因的研究。

（2）临床应用研究：如新疫苗的临床观察。

7.2　医学科研方法

医学科研方法,即在医学科研活动中,运用医学专业理论、科学的实践,寻找保障人类身心健康的方法,探索医学领域未知或未全知的实物或现象的本质及规律,从而发现新规律,提出新理论的手段。医学科研的主要方法有:

7.2.1　调查法(Investigational Method)

调查法是收集研究对象材料的一种手段,可用于认识研究对象的现实背景。要判定一个未知事物是否存在、存在比率如何、与哪些因素存在联系,都需要采取调查法。调查法是医学科研中一种非常重要,而且应用十分广泛的宏观研究方法,特别在流行病学、病因学研究中具有很重要的地位。其特点是研究因素是客观存在的,如职业、地域、民族等,不能用随机化分组来平衡混杂因素对调查结果的影响。调查研究法通常指在没有任何干预措施的条件下,研究者客观地观察和记录研究对象的现状及其相关特征,收集大量第一手资料,通过统计学分析,发现疾病在时间、空间、地理等方面的分布规律,或某现象的发生、发展频率。该方法也可在施加一定干预因素后,观察某事物的变化规律,如实验流行病学就属于这类。因此它可以获得关于疾病或健康问题的第一手资料,研究结果更具有说服力,可以直接用于指导健康促进和疾病防治实践。调查法所获得的资料可反映在不同暴露因素下疾病发生、发展、变化、分布的真实情况,通常用于卫生学调查、流行病学调查、病因学调查、人体正常值测定调查及平均寿命、出生率、死亡率、死因调查等。

7.2.2　观察法(Observational Method)

观察法是在自然条件下研究自然现象的一种方法,是从自然发生的现象及其自然发展的过程中索取事实资料,也是医学科研中最早、最常见、最基本的研究方法。观察法的特征是在收集信息资料前,对研究对象不施加任何干预因素,或不改变人体的内外环境的自然条件,直接通过研究者的感官或仪器设备观察某事物的自然现象及其自然发展过程,例如自然状态下的人体结构、生理功能、病理变化、疾病的临床表现、疾病自然史、分布规律等。对生命和疾病自然现象的研究,是人类认识生命、认识疾病,掌握有关生命活动、疾病流行的特征和规律的基础,可以为深入研究健康促进和疾病防治提供科学的依据。

医学史上很多研究成果都是通过观察法获得。观察法经历了由低到高、由简到繁的发展过程。最初只能通过对疾病表面现象的直观感觉来认识疾病。随着各领域科学全面发展,科学家逐渐借助于工具来提高观察的广度、深度和精度。观察法要求做到客观、全面、细致,观察时要同时善于思考,善于发现。其特点是研究者不对观察对象实施主动干预。

7.2.3 实验法(Experimental Method)

实验法是指人工制造条件,人为地控制条件或给受试对象施加某种或几种干预因素,根据科学研究的需要,有目的、有计划地去观察由此引起的形态、结构、功能、生化、生理、基因或疾病等的变化,从而揭示其规律,发现新问题或验证工作假说。实验研究是医学科研中给予研究对象干预最多的一种研究方法。与调查法相比,实验法具有主动性、精确性和效率高的特点,是获取典型资料的重要手段。任何一项实验均由实验主体、实验手段、实验客体三要素组成,实验研究成功与否取决于这三个要素,其中影响最大的是实验主体,即研究者的理论水平、业务能力、逻辑思维能力、知识面、文化素养、组织能力、动手能力等。实验研究一般分为预实验、决断实验和正式实验,其中预实验十分重要,往往需占整个实验工作量的 60% 左右。实验研究要求细致观察、善于思考,尤其不能忽视一些偶然的、异乎寻常的实验结果。

实验法的特点:

①必须先有实验假说。

②在实验假说的指导下进行严密的实验设计。

③实验研究和数据处理必须严格按照实验设计的方案进行。

实验法的优越性:

①能严格控制条件,严格设置对照,有利于确定或排除某一因素的作用。

②有目的地对受试对象进行观察,可以得到临床观察不易得到的资料。

③运用实验材料和实验动物进行研究,可以避免社会学和伦理学方面的某些限制。

④可以有条件地扩大研究规模,加快研究进程,缩短研究周期。

7.3 选题与设计

7.3.1 科研选题的意义和原则

科学研究都始于课题的选择,医学科研选题是科研的基础,是科研工作的起点,是开展医学科研工作的第一步,更为以后的研究活动提供了方向,也是后续科研工作成败的关键。医学科研选题充分体现医学科研人员的专业水平、实验能力、思维能力以及科研项目的目的。科研选题直接影响科研进展的速度、科研成果的大小、科研项目的成败。

7.3.2　医学科研选题的基本原则

选题是开展科研工作的第一步,也是科研工作中战略性的决策。选题是贯穿科研全过程的中心,各环节工作都是围绕这个中心进行的。所以选题是科研成败的决定因素。对于科研工作者而言,写什么、研究什么都需深思熟虑,选择创新性强、具有科学性的科研课题,可以尽早确定今后的科研方向。因此选题过程中要做充分的准备,要针对所提出问题查阅大量国内外相关文献,关注行业最新动态、专业研究前沿,发现新观点,找到有研究价值的课题。选题的过程中应遵循以下四个原则。

1. 需要性原则

医学科研选题不要太大,太广,太泛,要有目的性,即明确、具体地提出要解决的问题,从国家经济建设、社会发展和人民的需要出发,尽量选择在医药卫生事业中有重要意义或迫切需要解决的关键问题。最好集中解决 1~2 个问题。题目切忌太大、太空,应选择与自己专业对口、平时积累资料较多、实践较多的内容。有些科研课题没有临床指导意义,对同行也没有借鉴意义,没有实际应用价值,得到的数据结果、写出的论文也没有地方发表,所以选题时应当根据个人专业特长领域、工作基础,选当前迫切需要的课题,或国家发展长远需要的课题。

2. 科学性原则

科学研究的灵魂就是科学性。选题要求必须符合科学原理和客观实际,必须有科学理论为依托,有客观事实为依据;既要尊重事实、尊重科学理论,又要不迷信权威、不受传统观念束缚。选题时必须做到:①以辩证唯物主义为指导思想,运用辩证思维,遵循客观规律;②以事实为依据,从实际出发,坚持实事求是;③正确处理继承与发展的关系,选题通常不能与已确认的被公认的基本科学规律和理论相矛盾;④应具体充分反映出研究者思路的清晰度与深刻性。选题应尽可能具体、明确,应该具备科学的专业设计和统计设计。

3. 创新性原则

创新性是科研立题的前提,是科研的生命线和科研的价值所在。若为理论课题,要求有新观点、新发现,得出新结论。若为应用课题,则要求发明创造新技术、新材料、新工艺、新产品,或是把原有技术应用于新领域。衡量课题的先进性,主要考核它的创新性如何。选题的创新性主要体现为:①所选的课题研究前人没做过;②科研思路另辟蹊径,新颖独到;③技术先进,方法化繁为简,实现科研目标。由此可见,充分地掌握有关专业资料,及时了解国内外发展动态,这对保证选题的创新性是十分重要的。

4. 可行性原则

可行性即指具备完成和实施课题的条件。要在自己能够操控的范围内满足课题研究需要,按期完成研究工作。为保证科研选题的可行性,选题时要做到以下几点:①本人能力与研究课题相适应,申请者除技术职称符合规定外,还须具有一定的研究经验和完成课题的研究能力;②课题组全体成员是一支知识与技术结构合理的队伍,能够各司其职;③

对于申请的课题,前期有一定的工作积累;④具备完成课题的客观条件,如研究手段、实验室、动物供应、临床病例、研究时间、协作条件等。

7.3.3 医学科研的基本步骤

1. 选题立题

①发现和提出问题,并认真查阅此问题相关文献,做好信息收集调研工作。

②根据科研选题的原则,结合研究条件和优势建立假说,确立课题。

2. 课题设计

课题设计是指课题研究构思、技术路线、具体内容指标、方法步骤、时间安排、人员分工和经费预算等一整套研究方案,包括专业设计和统计设计。

专业设计:是运用专业理论技术知识来进行的设计,即从专业理论角度来选定具体的研究课题,提出假说,围绕检验假设制定技术路线和实验方案。专业设计是科研成败的关键。

统计设计:控制误差,提高实验有效性,确定资料分析方法,同时保证展开设计的布局合理性和实验结论的可信性。

3. 实施方法

实施课题设计方案就是指实践计划设计方案的阶段,也是运用科学的方法搜集实验结果数据材料的阶段。这个阶段时间最长,工作最辛苦,也是整个课题最重要的阶段。这一阶段需要整个课题组全体人员共同行动。观察法、实验法与调查法等都是搜集和获取第一手客观事实材料的基本手段。

4. 研究资料加工整理与数据处理统计分析

①以正确的方式收集资料;

②描述资料的统计特征;

③统计推断得出正确的结论。

5. 总结分析,提出研究结论,撰写研究报告

这一阶段主要是运用分析、综合、归纳和抽象概括等理性认识方法根据已有的数据来推理,从中得出科学的结论。达尔文说过:"科学就是整理事实,以便从中得出普遍的规律和结论。"总结归纳,撰写研究报告的基本形式是学术论文。

7.3.4 医学科研选题的来源渠道

根据我国国情,医学科研选题大致分为以下几个来源:

1. 指令性课题

各级政府主管部门考虑全局或本地区医药卫生事业中迫切需要解决的问题,指定有关单位或个人必须在某一时段完成某一针对性很强的科研任务。这类课题具有行政命令性质,因此称为指令性课题。这类课题的经费额度较大,但承担研究者必须具有雄厚的研究实力。如血吸虫病防治课题、计划生育课题等都属此类课题。

2. 指导性课题

指导性课题又称招标性课题。国家有关部门根据医药卫生科学发展的需要，制定若干科研项目，引入竞争机制，采取公开招标方式落实计划。在招标中，实行自由申报，同行专家评议，择优资助。尽管对指导性课题申请者的职称要求副高以上，但只要有两名同行专家推荐，副高以下职称者也可能获得中标资格。指导性课题主要包括以下三种。

(1)国家自然科学基金

科技部每年度颁发招标项目指南。有关医药卫生科学的主要类别如下：

①面上项目：这类项目面广、量大，占所有资助的大部分。内容包括自由申请项目、青年科学基金项目、高技术项目、新概念新构思探索项目。青年科学基金项目鼓励 35 岁以下且具有较高学历或科研能力较强的年轻人申报课题。

②重点项目：指处于学科前沿并可能出现突破、具有重要意义的项目。此类项目资助强度较大。

③重大项目：指理论与应用意义重大、目标明确、基础坚实、可望在近期取得重大成果的项目。

④新医药基础性研究基金：用以资助新医药前期的关键基础性研究和实验。

(2)政府管理部门科研基金

国家、省市及地市科技、教育、卫生行政部门设置医药科学专用研究基金。主要资助应用性课题，重点放在常见病、多发病、地方病和职业病的防治研究方面。

(3)单位科研基金

随着医疗卫生事业的发展，各单位的市场意识和科研意识增强，均拨出一些经费用于科技开发。资助对象向年轻人倾斜，重点资助起步性课题，为下一步申请国家级与省级课题奠定基础。

3. 委托课题

委托课题来自各级主管部门、大型厂矿企业和公司，委托单位的目的是看中受托单位的技术力量和设备优势，委托研制某项新产品、新技术和新方法，或测试分析某些产品的成分。

4. 自选课题

临床医学工作者可以按照个人的专长与经验，根据本人或单位的需要与可能，自由地选择研究课题。在基层单位，自选课题大有潜力可挖。例如试用一个新药治疗某病，就可有意识地比较新药与原有同类药物疗效和副作用的差异，也可研究该药与其他西药或中药联合用药的效应，还可研究该药疗效与不同性别、年龄段、病情、疗程的关系……总之，只要开动脑筋，临床医学工作中的研究课题是大有选择空间的。

7.3.5　医学科研选题的思维程序

1. 发现和提出问题

生活中不缺少美,只是缺少发现美的眼睛。在医学实践中,也是一样的道理。在工作中遇到一些科学技术无法解释的现象和无法解决的问题,有的人会留意它,发现问题提出问题,这在科研中是非常可贵的。一般而言,提出问题是在基础医学研究或临床医学工作实践的基础上,经过总结经验、认真分析后形成的。

2. 建立假说

在发现和提出问题,并进行文献收集查阅和调研的基础上,运用已有的知识,对所获取的数据资料和信息进行分析对比,借助分析和综合、归纳和演绎等思维方法,对事物本质和现象规律提出假定性答案(亦称假设),建立科学假说。

3. 确定方法

假说必须通过实验来检验是否成立。根据假说选择科学可行的研究手段,包括选择处理因素、受试对象和实验效应等。

4. 选出题目

在科研课题假说形成,确定实验方法手段后,就可以确定科研题目。

7.3.6　实验设计的基本原则

实验设计是科学研究的重要环节,其目的是更好地控制和观察实验,以便得出结论。科研论文的撰写需要对科研的结果运用统计学方法,对数据进行统计分析,统计分析的前提是要有可靠的原始资料,可靠的原始资料来源于周密的实验设计基础上获取的完整的原始数据。如果原始数据不可靠,即使进行了统计分析,也无法获取正确的数据,研究结果就没有意义。良好的实验设计是保证获得科研课题预期结果的前提。因此,在科研设计中一定要遵循实验设计的原则。

1. 对照原则

对照是实验设计中最常用的方法。对照是实验设计的首要原则。科学研究一般影响因素多,实验条件复杂,如果没有严格的对照,很多问题就很难得出肯定的结论。设立对照是比较的基础,没有对照很难说明研究假设是否正确;设立对照也是避免非实验因素造成的干扰、控制实验过程中非实验因素的影响和偏倚的一种有效措施。根据实验目的和研究内容,对照主要有以下几种形式。

(1)空白对照

空白对照是指对对照组不施加任何处理。其特点是保证了对照组的固有自然特性,可清楚地看出处理因素的作用。此种对照一般用于动物试验中,在临床上只适用于慢性病的对比研究,而且必须慎用。这种方法简单易行,但容易引起试验组与对照组在心理上的差异,从而影响实验效应的测定。临床疗效观察一般不宜采用此种对照。

（2）标准对照

标准对照是临床治疗研究中最常用的对照。如为了比较某新药的疗效，通常以当前公认的、疗效比较好且比较稳定的同类药物作为标准对照。

（3）自身对照

自身对照指在同一受试对象上进行前后对照。如用药前、后的对比。

（4）组间对照

组间对照指不专门设立对照组，而是几个试验组之间相互对照。如使用几种药物治疗同一疾病，对比这几种药物的效果。

2. 随机原则

随机不等于随便，随机化是指分组时样本来自同一总体，使总体中每一个研究对象都有同等机会被抽取分配到试验组或对照组，从而使每组样本因素尽量一样，减少系统误差，使试验中各种因素产生的影响尽量客观。贯彻随机化原则是提高组间均衡性的重要手段，也是资料统计分析时进行统计推断的前提。随机化抽样的目的就是要使总体中每一个研究对象都有同等机会被抽取分配到实验组成对照组。随机抽样又根据医学研究的范围大小、专业类型和研究对象的不同而有所区别。如用流行病学方法研究人群中的流病和非流病题目采用单纯随机、系统、整群与分层抽样。

3. 重复原则

重复试验是保证实验结果可靠的一种基本方法。所谓重复原则，就是多次实践，在相同试验条件下必须做多次独立重复试验。实验要求一定的重复数，在抽样中，随着样本含量的增大或重复次数的增加，抽样误差将逐渐减小，使均数逼真，并稳定标准差。只有这样，来自样本的统计量才能代表总体的参数，统计推断才具有可靠的前提。

4. 均衡原则

医学试验涉及的因素往往很多，为了消除各种混杂因素的影响，保证对比研究结果准确可靠，通常设置对照试验，即设置一个除不具有该处理因素外，其他方面与试验组完全相同或基本一致的对照组的方法，来抵消非处理因素的干扰，以便使处理因素的效应完全显现出来，此即均衡原则。动物试验中，往往要求各组间动物的数量、种系、性别、年龄、体重、营养状况等因素尽量一致，实验仪器、药品、时间等其他方面也应一致，这样才能有效减小实验误差。

7.3.7　实验设计的流程

实验设计是指研究人员紧紧围绕科研题目展开的，对实验因素做合理的、有效的安排，最大限度地减小实验误差，使实验研究达到高效、快速和经济的目的。一个科研项目的完成，通常由一个实验设计或者多个实验设计组成。每个实验设计一般都包括以下几个流程。

1. 明确实验研究的意义和目的

先介绍一下课题研究的背景和相关进展，接着介绍进行本实验的目的、实验的理论根据和实验依据、通过实验准备解决哪些问题、实验的创新点和本实验的意义等。

2. 介绍实验研究的内容和剖析流程

介绍实验的主要项目内容,剖析整个实验的流程。流程的设计遵循实验设计的四大基本原则,做到逻辑严谨、思路清晰。

3. 选择实验研究的材料与方法

选择实验研究的材料,写明每种实验动物、器材、药品及其数量,选择适合的手术方法、给药途径及剂量等。

4. 选定实验研究的观察指标

观察指标是反映受试对象所发生的生理现象或病理现象的标志。所选定的指标应符合以下基本条件:

①最好选用具有唯一性,能特异地反映某一特定现象的指标,如肝癌诊断中的甲胎蛋白。

②最好选用仪器测量出的可以用数值或图形表达的客观指标;最后选定的指标一定要有据可依,或根据文献或根据通用法则,一定要实事求是。用实验过程中获得的相关数据制作表格或图表,简明扼要地体现实验获得的数据。

5. 预测实验结果

根据科研选题内容和目标以及实验设计,提出可能获得的实验结果以及相关的讨论分析。

7.4 医学科研课题的报告撰写

医学科研课题报告是各类研究课题最基本的通用表现形式,主要包括开题报告和结题报告。

7.4.1 开题报告

开题报告是关于科研选题与如何实施的论述性报告,是开题论证的主要形式,也是课题研究成败的关键。开题报告一般涉及如下内容:

1. 报告的题目

围绕拟开展的研究,通过文献阅读,初步确定课题名称,使其成为开题报告内容的主题。题目要规范准确,简洁,不能太长。

2. 研究意义及目的

首先阐述研究的背景和思路,包括国内外研究动态、近期研究进展和可能的发展趋势。基本原则是简练、全面、重点突出、观点清晰、紧扣主题。在研究背景的基础上,简明地阐述课题意义和主要研究目的。

3. 研究内容、主要方法和技术关键

研究内容是指围绕研究目的而设计的若干次级研究目标；技术关键是指课题研究的主要技术环节、关键技术、技术难点、技术指标等。

4. 预期实验结果

根据实验的技术路线、研究内容和假说，可预测实验结果。在推理、猜测的过程中，积累了知识和经验，对于后续的研究是非常有益的。

5. 可行性分析

研究设计虽属"纸上谈兵"，也须进行理论、技术、经费、时间等方面的可行性分析，以期制定出更符合实际情况的技术路线和研究目标。

7.4.2　结题报告

课题研究的最后环节是撰写结题报告，即客观、准确、实事求是地总结课题研究的全过程，并围绕研究线索提出后续的研究设想，或展望课题成果对社会经济等的可能影响。

结题报告是一种专门用于科研课题结题验收的实用性报告类文体。它是研究者在课题研究结束后对科研课题研究过程和研究成果进行客观、全面、实事求是的描述，是课题研究所有材料中最主要的材料，也是科研课题结题验收的主要依据。

一般来说，一篇规范、合格的结题报告主要围绕三个方面：一是选题的背景、目的和意义，包括课题立项的理论依据、研究背景和具体目标等；二是研究的过程，包括研究方案或技术路线、研究方法和关键实验条件等；三是研究成果，主要指所提出的新理论、新现象或新方法等，所发表的论文或申报的发明专利等。结题报告的结尾部分可提出研究过程中存在的问题或困难，并提出进一步研究的设想，也可围绕理论和应用两方面提出展望。

1. 课题提出的背景及意义

此部分内容应紧紧围绕课题，简明扼要地阐述立项依据及课题的科学价值，包括前期实验工作基础、理论假设、课题研究意义及前景等。

2. 研究目标

研究目标须具体和明确，显示课题研究所要达到的最终目的。要注意以下两个问题：

①课题研究目标的确定不要过于空泛或没有扣紧课题题目。

②要注意结题报告结构的内在联系。也就是说，本课题所确定的研究目标，最终必须落实到研究成果中去。看一个课题的研究合格不合格，能不能通过验收，就看在研究成果中所取得的成果是不是达到了预期的研究目标。在陈述所取得的研究成果时，一定不能忽略研究目标与研究成果之间这一内在的联系；否则，会让人觉得这个课题研究并不成功。

3. 课题研究内容

课题研究的主要内容陈述的是课题研究的范畴、课题研究的着力点。研究的主要内容实际上是将研究总目标分解成若干分目标，充分体现为实现研究目标而设计的研究思路。为叙述方便且清晰，可添加小标题，每一标题均可是一个独立的子课题，有确定的研究目标。换言之,每一子课题的研究内容均围绕其研究分目标而进行设计。

对研究主要内容的表述应当紧扣研究目标,简明扼要,准确中肯。课题研究的主要内容与课题研究成果同样有着密切的内在联系,研究结果必须在研究成果中予以体现。

4. 课题研究的主要过程

这部分需要较多的笔墨来陈述。要通过回顾、归纳、提炼,具体陈述课题研究的主要过程,采取哪些措施、策略或基本的做法来开展研究。

这部分也可以与"课题研究步骤"合在一起陈述,在每一个阶段中具体陈述所做的几项工作、所采取的研究策略或措施等。撰写这部分内容时,应注意不要用总结式的语调来撰写,不要写成经验总结或研究体会。

5. 课题研究成果

课题成果是体现课题研究成败的关键,是衡量课题预期目标是否实现的标准。提炼课题成果时,应包括如下内容:

①实际成果:包括所发表的研究论文,获得的专利、研究奖励或培养的研究生数量等,此类成果属硬指标,是课题研究的关键成果。

②理论成果:指通过研究所产生的新观点、新认识、新方法或新模式等,是通过对研究结果进行总结而提炼出来的,其具有借鉴和参考价值。

③应用成果:指某些具有明显应用价值的成果,如开发诊断试剂盒、新药、疫苗或发明新技术等。

一般说来,这部分的文字内容所占的篇幅要占整篇结题报告的一半左右。

6. 课题研究存在的主要问题及今后的设想

主要说明在课题实施过程中存在的问题,并分析产生这些问题的主要原因。如某些实验失败,应分析失败的经验教训,以供鉴戒。今后的设想主要叙述拟开展的后续研究,可根据目前所取得的研究成果提出后续研究的思路,包括理论研究的深入或应用研究成果的推广,以及对课题研究或研究成果的展望。

这部分内容陈述要求比较简单,但所找的主要问题要准确、中肯。今后的设想主要陈述准备如何开展后续研究,或者如何开展推广性研究等。

第 8 章 | 信息成果展示

信息收集整理的目的是成果展示,而医学信息成果展示的主要形式是医学论文,本章就对医学论文的写作做详细介绍。

8.1 医学论文概述

医学论文是指医师通过经治病例的观察、分析而写的论证性文章。文章格式包括题目、作者工作单位、作者姓名、摘要(一般为 150 字左右)、引言、引用资料、诊治方法、讨论等部分。要求文字简练,说理清楚,重点突出。

医学论文报道医学领域领先的科研成果,是医学科学研究工作者辛勤劳动的结晶,是人类医学科学发展和进步的动力。同时,医学科学技术与医学论文的撰写又是互相依存、互相促进的。没有医学科学的发展,医学论文的撰写将是无源之水;同样,没有医学论文的撰写手段,医学技术成果便得不到总结、交流和推广,医学科学技术就难以向前发展。

8.1.1 医学论文撰写的作用

1. 推广医学成果

医学论文作为创造、发掘、积累和传播重要学术思想、科研成果的载体在促进信息交流、活跃学术氛围、推广应用科研成果中起着举足轻重的作用。

2. 促进医学发展

通过论文发表促进学术交流,不仅为人们提供了学习和借鉴他人科研成果的平台,而且还可推广和介绍自己的科学研究思想和研究成果,为积累医学科技资料、丰富人类医学知识宝库、促进医学科学发展做贡献。

3. 评价医学科学研究成果

论文通过发表,其研究方法和成果才能得到承认和重复验证。因此,论文是科研成果的书面表达形式,是科研工作者的智慧结晶,是对医学科学事业做出贡献的客观标志之一。

4. 传播科研成果

在 19 世纪,英国著名科学家法拉第曾指出对于科研工作必须"开始它,完成它,发表它"。任何一项科学研究都是社会成员的劳动结晶,同时也是人类的财富。这就需要撰写论文、相互交流、相互学习,才能使科学技术不断地传播并得以发展进步。论文撰写也是医学科研工作的重要组成部分,是报道科研成果的必备途径,一项科研课题只有在写出论文并发表之后才算基本完成。因此,医学工作者必须高度重视论文撰写与发表这一科研传播的重要途径。

5. 考核业务水平

发表科技论文的多少及质量的高低以及对社会效益和经济效益的贡献大小是评价科研工作者业务水平、科技成果的重要标准,也是业务考核和职称评定的依据之一。

8.1.2 医学论文的分类

医学论文的种类繁多,形式多样。根据论文的资料来源、目的和科研性质的不同可有各种各样的形式。

1. 根据学科及课题的性质分类

此为众多医学期刊所设栏目的分类方法。这种分类方法便于作者、读者查阅、整理或验证相关资料。

(1)基础医学论文

基础医学论文属于基础理论研究范畴,包括实验研究和现场调查研究等,少数属于技术交流范围。主要研究人体的解剖,生理、生化、病理、药理等致病因素及其作用途径,以及致病因素的入侵和药物或其他治疗措施的干预所做出的人体反应,从而进一步增进人们对健康与疾病互相转化规律的认识。

(2)临床医学论文

临床医学论文多为应用研究范围,可分为诊断、治疗和护理等方面,有理论研究的突破、新病例和新疗法的报告。但回顾性研究的论文在目前仍占主流。该类论文是研究人体某一系统或某一器官疾病发生、发展及转化的机制与规律,论述其诊断、治疗和护理措施的实施及其效果等。

(3)预防医学论文

该类论文可分为流行病学调查、疾病控制和卫生保健等。论文的主要内容是研究人群中疾病的发生、发展和流行规律及其控制的方法与防护措施等。

(4)康复医学论文

该类论文涵盖基础医学、临床医学、保健医学的内容,而且还包括各种恢复功能的疗法,如体育疗法、语言训练、心理治疗等。康复医学论文包括应用研究、实验研究以及各种医疗康复机械的研制、开发、应用及其疗效的调查分析报告等。

2. 根据研究方法分类

按照论文所采用的研究方法不同可将医学论文分为以下四种类型：

(1)理论型论文

该类论文的研究方法是采用理论逻辑推理、证明、分析来表明事物的本质,其表现形式以论证为主。

(2)实验型论文

该类论文是医学论文中极为常见的一种类型,其研究方法为假说、实验、论证,其表现形式主要为描述性说明与论证。

(3)观察型论文

该类论文的研究方法是观测、记录、对比、解释等,其表现形式则以描述性说明为主。

(4)资料分析型论文

它是对已有的资料进行归纳、整理、分析而写就的论文。

3. 根据写作目的分类

按照写作目的,医学论文分为学术论文和学位论文。学术论文对交流科研成果和科学信息有重要作用。学位论文则是为申请学位而撰写的论文,有一定的学术价值。

8.1.3 医学论文的体裁

医学论文属于学术议论性文体,结合医学自身的特点,医学论文的体裁主要有以下几种:

1. 病例报告

病例报告类论文是临床工作中常见的论文形式。所报告的病例必须以对读者有指导价值的特殊新疾病、少见病或罕见病为主要报告对象。虽然既往有过类似报道但仍有重复验证或加深认识的必要,某些常见病或多发病因其临床表现特殊或诊断和治疗方法具有独到之处,对读者有重要的指导价值,亦可作为病例报告的内容。

2. 病例(理)讨论

(1)临床病例讨论

临床病例讨论主要指对某些疑难、复杂、易于误诊误治的病例就诊断及治疗等方面的问题进行集体讨论,旨在获得正确的诊断和有效的治疗。然后把讨论的内容按一定程序整理成文予以发表,以启发读者和提高读者的诊治水平,达到活跃学术氛围和传播重要学术思想的效果。

(2)临床病理讨论

临床病理讨论类论文则是对临床上少见病或疑难疾病或表现极不典型病例的病历摘要、病理检查、诊断和治疗等进行集体讨论,然后将讨论结果整理成文的一种医学文稿。通过一例或多例在诊断、治疗、病因上有探讨价值的病例,在充分掌握其临床特点、客观检查等情况后集思广益进行深入探讨,最后以确诊的手段(尸体解剖、病理检查或特殊检查等)来确定。该类论文兼有回顾性和前瞻性研究等特点,其目的是启迪读者的思维逻辑和提高对疾病的诊治水平。

3. 病例分析

病例分析是对一定数量的某种疾病病例(最好是 100 例以上)的病因、临床表现、诊断、治疗、预防和预后等进行整理、分析、讨论并提出作者的创见和建议而撰写的论文。其目的是总结临床经验,提高医疗质量。这类论文多属回顾性研究,临床论著常以这种体裁为主。

4. 疗效观察

疗效观察是用一种新药或新疗法(包括手术、放疗、理疗等)治疗某种疾病,观察其疗效、副反应等所做的总结报告。可应用双盲法或设立对照组进行研究,对两种药物或两种方法的疗效进行比较,对比疗效高低、疗法的优劣、不良反应的大小并对其推广做出评价。

5. 实验研究

实验研究是根据实验研究所获得的资料而撰写的论文。采用动物进行的药理、毒理学实验,外科手术,实验防疫和消毒实验等而撰写的文章都属于此类。

6. 新技术方法

新技术方法是将有显著效益的操作技术、实验检测以及防治疾病中的新技术、新方法(包括改良的技术和方法)撰写成文予以报道以便推广使用。

7. 调查报告

调查报告是对某个学科、某项技术或某个专题进行调查研究后所写的书面文件。例如在一定范围内的人群里进行某种疾病的调查研究,其内容包括感染范围、发病情况、免疫水平、病因、病理和防治方法等,之后给予评价并对防治方案提出建议。有关传染病、流行病、职业病、地方病、肿瘤、心血管病等的调查常以调查报告的形式撰写论文并予以发表。

8. 文献综述

文献综述是对某一时期的科技文献进行检索、汇总、分析并阐述该学科领域内研究进展情况的信息研究成果。这种论文侧重于资料的归纳和整理,以述为主,述中有评,并能反映该专题的新动态、新进展。

9. 专题讲座

专题讲座是对某个专题根据不同的读者对象将比较成熟的内容进行归纳撰写的文章。它与综述不同,主要是对专题做内容上的介绍(当然可结合作者自己的经验体会),较少地进行述评。文章要突出一个"专"字并要求全面、具体、富有新意,理论上有指导意义或实践上有实用价值。这类文章的深度和广度与作者的专业知识和学术水平有关,但主要应从读者对象来决定。既能为读者所喜爱,又能为读者所运用,从而使读者的能力得到提高,这就算得上是一篇好的讲座稿件。

10. 述评

述评是针对某一特定课题做详细表述和评论的书面文章。述评有述有评,以评为主,富有作者自己独特的见解或创见性评论,能增长读者的见识和开阔读者的视野。述评围绕专题进行描述、评论,最后向读者提出指导性意见和建议,故对读者启发较大。述评水平主要取决于立论是否正确和作者对专业的认识水平。它是立论要求更高的一种论文，因而期刊的述评多由编辑部或约请专家撰写。

8.2　医学论文写作特点

医学论文是医学研究成果的文字体现，好的医学论文是对医学成果进行科学的再创造。因此，在论文写作中必须具有严肃的态度、严谨的学风和严密的方法，要做到言之有理、言之有物，表达要有顺序层次、条理分明，这是论文撰写的特点和最基本规范。

1. 思想性

医学论文是专业性、探索性很强的文献。撰写医学论文的目的是探索人类未知、解决人类医学问题，研究过程中始终要执行党和国家有关教育、卫生工作的方针、政策，要符合国家的法律法规以及医学伦理规范。

2. 科学性

科学性是学术论文的最基本要求，也是科研论文的灵魂和生命。医学论文科学性包括真实性、再现性、准确性和逻辑性。

3. 创新性

创新性是学术论文的生命。学术论文要有独到的见解，能提出新的观点和理论。新发明、新发现、新理论、新技术、新设想、新概念、新方法、新措施等都是创新。

4. 实用性

医学是实践性的科学，论文中的理论来源于实践，总结出来的理论又为实践服务。读者阅读医学论文后有收获，能用得上，这种论文就具有较高的实用价值。

5. 规范性

医学论文的表达方式要求编排规范。例如实验数据是否记录准确并符合有效数字的规定，图表是否画得清楚并符合规范，参考文献引用是否符合格式要求等。不符合规范的结果往往会降低医学论文的应用价值，甚至给读者留下不可信的印象。

6. 公正性

撰写医学论文能为我国乃至世界医学知识宝库增加知识财富。为了使其不受损害，论文的选题和内容要遵守国家法律法规，执行保密和技术专利等有关规定，反对伪造或用各种手段剽窃他人成果、侵害他人著作权益等，撰写时应客观地评价自己和别人的结论，不任意取舍，不抬高自己，不贬低别人，以保证论文的质量，促进医学科学的健康发展。

8.3 医学论文写作基本格式及要求

医学论文写作要根据基本内容按照格式来进行,论文的基本内容是指论文各组成部分的总体布局和全部材料的具体安排。医学论文的基本内容主要包括论题、论点、论据、论证和结论 5 个部分。医学论文的结构包括前置部分、主体部分、附录部分(必要时)和结尾部分(必要时)。

8.3.1 论文的基本内容

1. 论题

论题一般是通过科学实验、调查研究、分析资料、查阅文献,在掌握大量第一手资料的基础上确立的。应当选择学术水平较高、实用意义较大,或技术先进,或有独到之处的论题,才具有较高的价值。

在撰写论文之前就要确定论题。好的论题应当确切、新颖、生动、简练,并能概括全文,反映论点,引人注目。一篇论文可先设想几个不同的论题,经过反复思考和文献调查,最后选出一个最佳的论题。在论文撰写之后如发现论题仍有不足之处,还可对论题做进一步修改,使论题的意义更明确,措辞更妥当,以达到最佳要求。在医学论文写作过程中,有时是文先于题,这也是允许的。

2. 论点

作者在论文中不但要提出问题,而且要明确地表示出肯定或否定的态度,发表鲜明的见解,这就是论文的论点。论点是论文的核心和灵魂,它应该体现作者总的意图和基本观点。论文像一条主线贯穿全篇的始终,把各个组成部分紧密联系起来,形成一个整体。

论点要求:①必须如实反映客观事实,能体现事物的本质和变化规律,避免出现片面、似是而非、模棱两可等现象;②要深刻、创新、集中和鲜明;③应着眼当前亟须解决的问题。

实践证明,只有对研究成果中所得到的全部材料去粗取精、去伪存真、由此及彼、由表及里的科学推理判断、分析综合,才能找出事物的内部联系和客观规律,使感性认识上升到理性认识。这样就有可能得出一个较合乎逻辑的论点。

3. 论据

论据是论文中用以证实论点的依据,包括实践资料和理论资料。论据必须充足、准确,否则论点就立不起来,或缺乏说服力。因此,论据是论文的基础。医学论文中的论据主要有两类:

(1)数据事实性论据

统计数据是事实的总和,适当地选择一些具有重要价值的数据,更能阐明问题的实质。但引用的数据必须仔细核对、准确无误。错误的数据可能得出错误的结论,使论文失去应有的价值。不仅如此,数据的错误还可使医学论文产生相反的效果,例如,药物剂量的错误可能影响病人的安危。许多数据还必须进行统计学处理,才能说明问题。其中有显著性差异的数据,才能作为论据来应用。在引用事实作为论据时,必须经过认真调查研究,要选择那些最能说明论点的材料作为论据。在一篇论文中如有几个论据,应根据其与论点的关系,有主有次、有详有略地加以安排。在回顾性研究中可用历史资料作为论据,如临床病例分析和某种疾病的死亡调查等论文,常是利用这类资料作为论据而写成的。未经调查、核对的事实或主观臆测的东西,不能作为论据加以引用。

(2)理论性数据

基本理论是前人经过反复实践证实了的真理。一些公认的医学理论,如某种疾病的病因、病理,以及生化指数、诊断标准、实验方法和手术方法等,都可以作为论据。在引用中作者要掌握医学进展情况,注意选用最新理论作为论据,只有这样,论文才具有先进性。

4. 论证

论证就是组织和安排论据来阐明论点的方法和过程。一篇好的论文,不仅要有正确的论点和充分可靠的论据,而且还必须通过论证,使论点和论据有机地组织起来,使论文的论点鲜明、论据可靠、论证恰当。论证在短文中比较简单,有的甚至没有论证,只有论题和论据。例如,作为罕见病的病例报告,可不必加以论证。论证在发现真理的思维活动中起着重要的作用,许多科学的论断由此而产生。例如,血液循环的理论就是英国人哈维通过论证而发现的科学论断。他根据心脏结构、血管分布和走向,以及半小时通过心脏的血液量相当于人体全部的血液量等各种事实推断,血液一定是在一个封闭的系统内循环。遗憾的是,这一科学的论断当时因条件所限无法得到验证。在这个论断未得到证实之前,医学界一直认为血液从心脏、动脉流遍全身就消耗尽了,然后身体又产生新的血液。20世纪 60 年代后,人们终于在显微镜下观察到了血液由动脉经毛细血管进入静脉,哈维的科学论断才得到证实,错误的观念被彻底否定。医学论文中常用的论证方法有以下几种:

(1)从具体事物中推导出新结论

例如,针刺麻醉是人们总结了针刺对头痛、牙痛、胃痛等许多疾病都具有止疼效果,然后经过反复实践,总结出针刺麻醉可应用于外科手术,并已证实这种麻醉对头、颈部手术较好。这就是对医学科研中的许多具体客观事实进行综合归纳,从中得到规律性方法的例子。在运用推导方法时,应特别注意具体事实或事例,一定要具有代表性,并且要有一定数量,才有说服力。

(2)从一般到特殊的方法

其指用普遍认可的基础理论来指导个案研究的方法。例如,19 世纪初感染性疾病很普遍,死亡率也很高,细菌学家弗莱明以巴斯德的细菌学说为理论基础,进行实验研究,发现了能杀死致病菌的青霉素。后经一些科学家的继续研究,青霉素终于得到了广泛的应用,挽救了许多人的生命。在医学实验研究中,对比分析的方法是最常使用的方法。将所收集到的大量论据资料,依照论点的要求进行分门别类地归纳、整理,然后加以论证。例如,新药临床试验,必须通过对比分析进行评审,才能得出科学的结论。

总之,论证是一种复杂的富有创造性的思维活动,这种思维活动的知识基础很广,除专业知识外,尚需逻辑知识、数学知识和其他科学知识。只有通过学习和实践才能提高论证水平。

5. 结论

结论是论点经过以充分事实为依据的论证而得出的论断。结论必须明确,简明扼要,并与论题相呼应。

论题、论点、论据、论证和结论是医学论文必须具备的五方面基本内容,它们是相互关联、彼此配合的。但要写成一篇文章,还应使各部分合理安排、紧密衔接,使之成为内涵丰富而又富有逻辑性的整体。

8.3.2 医学论文结构

科技论文要有统一的编写格式,遵照执行《学术论文编写规划》(GB/T 7713.2—2022)和《信息与文献　参考文献著录规则》(GB/T 7714—2015)。医学论文撰写也如此。目的是提高论文质量,通过符合标准和规范的编排,使读者能顺利地阅读,迅速而方便地了解和利用论文的内容,同时便于科技信息系统对文献的收集、贮存、加工、整理和检索利用,有利于学术论文的交流和传播。

医学论文包括前置部分、主体部分、附录部分(必要时)和结尾部分(必要时)。前置部分包括题名、作者署名、摘要、关键词、分类号(必要时),主体部分包括前言、正文(材料与方法、内容与结果)、讨论、结论、致谢和参考文献。

1. 前置部分

(1)题名

题名(title)又称"篇名""标题"等,是论文的题目,居论文之首。医学论文的题目,是以恰当、简明的词语,反映论文中特定内容的逻辑组合。

(2)作者署名

作者(author)应在发表的作品上署名。署名者可以是个人,也可以是团体。内容包括作者姓名、工作单位及联系方式。

(3)摘要

摘要(abstract)也称"提要",是对全文进行高度浓缩,用简短的语言来陈述全文的主要内容。

(4)关键词

关键词(keyword)是科技论文的文献检索标识,表达文献主题概念的自然语言词汇。它是论文信息的高度概括、论文主旨的集中反映。医学论文的关键词是从其题名、层次标题和正文中选出来的,是能反映论文主题概念的词或词组。

(5)分类号

分类号(classification)通常是指《中国图书资料分类法》或《中国图书馆分类法》的分类表中的分类号。

2. 主体部分

（1）前言

前言（introduction）又称"引言"或"导言"，经常作为医学论文的开场白，提出该文中要研究的问题，引导读者阅读和理解全文。较长的重要论文，都需要写前言，以便向读者提供阅读和领会全文的总纲。

（2）正文

正文包括材料与方法、内容与结果，是用论据证明论点、表述科研成果的核心部分，应占主要篇幅。医学论文的学术水平和价值主要表现在正文部分。正文中记述的数据、事实真实可靠，则论证就比较有力，使人信服。

（3）讨论

讨论（discussion）是将研究结果从感性认识提高到理性认识的部分，是科研成果的总结性说明。

（4）结论

结论（conclusion）是根据研究结果和讨论所做的论断，应反映论文中通过实验、观察研究并经过理论分析后得到的学术见解。结论应是该论文最终的、总体的结论。

（5）致谢

致谢（acknowledgement）并不是每一篇论文都必须具备的，它是作者向为研究工作提供各种帮助的组织或个人表示谢意的部分。

（6）参考文献

参考文献（references）是作者为了标明论文中某些论点、数据、资料与方法的出处，供读者参阅、查找而引用的有关资料。它是论文的一个重要组成部分，有助于证实论文的科学性，也表示对他人劳动成果的尊重。

3. 附录部分

附录部分是以附录的形式对正文部分的有关内容进行补充说明。论文一般不设附录；但那些编入正文部分会影响编排的条理性和逻辑性、有碍论文结构的紧凑性但又对突出主题有较大价值的材料，以及某些重要的原始数据、数学推导、计算程序、设备、技术等的详细描述，可作为附录编排于论文的末尾。

4. 结尾部分

为了将论文迅速存储入计算机，必要时可以提供有关的输入数据，也可以编排分类索引、著者索引、关键词索引等。

8.4 医学论文写作方法与步骤

8.4.1 医学论文撰写的步骤和方法

1. 选题

选题是医学论文写作的第一步,也是关键的一步。提出一个问题,往往比解决一个问题更重要。主题直接影响论文质量。医学论文的选题往往与作者从事的专业和科研工作紧密相连,一般都反映了科研工作的局部或整体。选题的好坏对读者是否愿意读你的论文、论文是否被采用均起着重要作用,作者应在选题上下大功夫,切不可盲目行事。

(1)选题的一般原则

①科学性原则。严格遵守选题的科学性原则是医学写作的根本。要求所写的内容真实、客观,来不得半点虚假。通过信息载体而传播的医学知识,直接关系人的生命、健康,因此作者的选题必须坚持实践第一的观点,努力避免认识上的主观性、片面性。

②创新性原则。有创新是医学论文的生命。立题要有新意,就要从文献调研入手,了解本学科以往的研究成果及已经达到的高度与尚未解决的问题,从而选定课题。理论方面的选题应有创新见解,既要反映作者在某领域理论方面的独到见解,又要提出这些见解的依据。应用方面的选题则要写出新发现、新技术、新产品、新设备的关键,或揭示原有技术移植到新的医学领域中的效果。文章要有新意,作者必须具备创新意识、批判意识和开拓意识。要善于探索,勇于批判,想前人所未想,发现前人未发现的东西,开辟新的领域,闯出新的路子。

③可行性原则。立题的难度要适当,要量力而行。选择经过作者努力而能完成的题目,应从以下几方面考虑完成课题的可能性:自己能否胜任(主要是业务和能力);是否有经费来源;占有资料的条件如何(如实验室、设备、图书资料等),能否保证研究课题的完成。

(2)选题方法

选题应符合医学科学发展趋势,注意研究未来,观察变化,注重实用。常见的选题方法有三种:

①顺查法。即顺着大多数医药卫生技术人员的需要去选题,缺什么选什么,读者需要什么写什么,甚至一个选题还可以从不同角度去写。如在医学论文中一个独立的疾病既可以从基础理论方面去更新,也可以从诊断治疗方面去阐述,还可以从临床护理、家庭保健、预防措施方面去深入等。

②逆查法。逆查法是与顺查法相对而言的,不找"热门"找"冷门",出奇制胜。逆查法需要作者具备丰富的想象力,反过来作者又可用逆查法去发展自己的想象力。要做到:别

人未想到的我先想到,别人未看到的我先看到,别人未理解的我先理解。先想、先看、先理解都是手段,目的是尽快出论文,使知识尽早发挥效益。

③穷尽法。穷尽法就是作者可以根据医学科学发展的趋势,结合具体的实际情况,把所有空白找出来,然后判断轻重缓急与主次,先急后缓、先主后次地定出选题。

2. 构思

在收集充分的数据和查阅有关的文献后,在掌握第一手资料的基础上,就可以考虑论文的构思。构思是对论文谋篇布局的设想和设计,就是对观点和材料合理安排的思维过程。构思论文的框架时应反复推敲、仔细琢磨,以达到全局在胸。构思论文应做到观点鲜明、重点突出、主次分明、详略得当、结构严谨、层次分明。构思是进行写作的一项基本功,需要在写作实践中逐步提高。平时阅读医学科研论文,就应注意构思方法,学习其优点,以资借鉴。在写作医学论文时,通常采用先拟定提纲,把文章框架搭好,然后反复斟酌、思考、修改、补充,不断完善。

3. 编写提纲

提纲是全文的框架,在构思之后,宜先参考论文的写作格式,拟出一个尽可能详尽的写作提纲,以便进行撰写。提纲的主要内容应包括:题名、前言、材料和方法、结果、讨论、结论等。

拟写提纲常常有以下两种方法:①标题式提纲,即以简要的词语构成标题,把每部分内容概括出来,这种写法比较简明扼要,便于记忆;②提要式提纲,即把标题式提纲中每一项内容的要点展开,对论文的全部内容做粗线条的描述。提纲中的每个句子或短语都可以是正文中的一段文字的基础,这种写法具体明确,实际上是整个文章的雏形或缩影。

拟写提纲时要反复推敲、修改,直到它能够较完善地表达全文的各部分的轮廓为止。列提纲可起到备忘录的作用,同时也便于修改、增减和调整。

4. 写成初稿

写论文初稿也就是给提纲搭好的骨架增添血肉皮毛的过程。写初稿要把所有想到的话全都写出来,把内容的先后次序尽可能安排恰当。论文初稿应尽量全面、丰满,若过于单薄,将会给后期修改带来困难。重要的医学论文需要旁征博引,但在起草初稿时应避免两种不良倾向:①认为引用文献会影响作者自己的工作成果,因而一条不引。该引而不引是缺乏科学继承观点的表现,是不懂文献综述的要求。其实,正确的引证会给论文增强说服力。②过多地引用文献,把许多关系不大的文献列了一大堆,以显示自己博学多才。其实不必要的引证反而暴露出自己知识不足、水平不高的弱点。

另外,论文初稿也要合乎文体规范,论点、论据、论证齐全,纲目分明,合乎逻辑,量符号、单位要规范。

5. 修改定稿

论文修改是对论文初稿内容的认识不断深化与完善的过程,也是对表达形式不断优化的过程。论文修改首先应反复阅读初稿,从论文的基本观点、主要论据是否成立,全文布局是否合理,论点是否明确,结论是否恰当可靠,全文各部分之间的衔接是否紧密,逐字逐句推敲,找出问题并予以纠正。

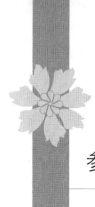

参考文献

[1]陈锋.医学科研课题设计与科研写作教程[M].北京:人民卫生出版社,2010.

[2]陈界."文献"定义的几个问题[J].中华医学图书情报杂志,2015,24(4):51-55.

[3]邓佳.香港城市大学服务学习实践及其对医学生信息素养教育的启示[J].中医药管理杂志,2019,27(20):4-7.

[4]郭向勇.信息素养教程:高等职业教育必修课程[M].北京:电子工业出版社,2012.

[5]李贵成,张金刚.信息素养与信息检索教程[M].武汉:华中科技大学出版社,2016.

[6]李莹.试析网络信息资源管理的特点[J].情报科学,2000(4):319-321.

[7]李振良,孙洪生,董明纲,等.新医科内涵探析[J].河北北方学院学报(自然科学版),2022,38(8):54-58.

[8]李卓娅.医学科研课题设计、申报与实施[M].北京:人民卫生出版社,2014.

[9]丽塔·卡伦.叙事医学:尊重疾病的故事[M].郭莉萍,译.北京:北京大学医学出版社,2015.

[10]刘刚.转化医学应用[M].北京:科学出版社,2014.

[11]刘国钧.中国书史简编[M].北京:书目文献出版社,1982.

[12]娄岩.智能医学概论[M].北京:中国铁道出版社,2018.

[13]彭树涛."新医科"的理念与行动[J].上海交通大学学报(哲学社会科学版),2020,28(5):145-152.

[14]邵爽,王朋.基于创新创业背景的医学生信息素养教育调查与对策分析[J].医学教育研究与实践,2021,29(6):836-840.

[15]隋建峰.医学科研方法概论[M].北京:科学出版社,2011.

[16]吴建华.信息素养教程[M].北京:科学出版社,2020.

[17]詹启敏,等.精准医学总论[M].上海:上海交通大学出版社,2017.

[18]占艳,晏峻峰,刘青萍,等.新医科背景下中医药类硕士研究生对信息技能的需求调查与分析[J].医学信息学杂志,2021,42(5):86-89.

[19]张广英,王晓红.图书概念的演变[J].邯郸医专学报,1998,11(3):291-292.

[20]张鸿来,顾金媛.医学信息素养教程[M].南京:南京大学出版社,2020.

[21]《中国大百科全书》总编辑委员会.中国大百科全书:图书馆学·情报学·档案学[M].北京:中国大百科全书出版社,2002.